临界性高血压
中西医结合规范化防治

姚魁武　庞　宇　主编

科学技术文献出版社
SCIENTIFIC AND TECHNICAL DOCUMENTATION PRESS
·北京·

图书在版编目（CIP）数据

临界性高血压中西医结合规范化防治 / 姚魁武，庞
宇主编. -- 北京：科学技术文献出版社，2024.9.
ISBN 978-7-5235-1679-9

Ⅰ . R544.1

中国国家版本馆 CIP 数据核字第 2024N04A08 号

临界性高血压中西医结合规范化防治

策划编辑：张雪峰　　　责任编辑：张雪峰　　　责任校对：张　微　　　责任出版：张志平

出　版　者　科学技术文献出版社
地　　　址　北京市复兴路15号　　邮编　100038
出　版　部　(010) 58882947，58882087（传真）
发　行　部　(010) 58882868，58882870（传真）
官 方 网 址　www.stdp.com.cn
发　行　者　科学技术文献出版社发行　全国各地新华书店经销
印　刷　者　北京虎彩文化传播有限公司
版　　　次　2024 年 9 月第 1 版　2024 年 9 月第 1 次印刷
开　　　本　710×1000　1/16
字　　　数　187千
印　　　张　12　彩插 2 面
书　　　号　ISBN 978-7-5235-1679-9
定　　　价　48.00元

主编简介

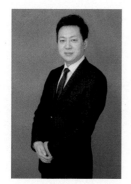

姚魁武 医学博士，博士生导师，教授，中国中医科学院二级岗主任医师。享受国务院政府特殊津贴专家，首都中青年名中医，入选百千万人才工程，获得"国家有突出贡献中青年专家"称号，首届"中央国家机关青年五四奖章"获得者。中华中医药学会心血管病分会副主任委员。

从事心血管病中西医结合临床和科研工作近30年，中医基础理论造诣深厚，在中医药治疗高血压、冠心病、心律失常、心肌炎、高脂血症等方面经验丰富。先后承担科技部国家重点研发计划、国家自然科学基金等国家级、省部级课题。先后获得国家科技进步奖二等奖、中华中医药学会科技进步奖一等奖、二等奖、中国中西医结合学会科学技术奖一等奖、北京市科技进步奖三等奖等奖项。发表SCI/EI收录论文20余篇，中文核心期刊论文200余篇。

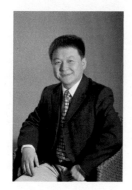

庞 宇 首都医科大学附属北京胸科医院精神心理科主任医师，国家二级心理咨询师，经络催眠师。编著心理健康科普图书7部，作为主编、副主编和编委编写《中国高血压健康管理规范（2019）》《中国高血压患者健康教育指南（2021）》《慢性病健康教育与健康促进》等图书和全国高等医药院校规划教材8部，编写国家级行业标准或规范指南3项，获得发明专利3项。

编 委 会

序　一

　　临界性高血压，在国内又被称为高血压前期或正常高值血压，是正常血压与确诊高血压之间的临界状态。我国成人中约 4.35 亿人为临界性高血压，约占 41.3%，而临界性高血压人群较血压理想人群有着更多的心血管危险因素聚集，更容易发展为高血压和其他心血管疾病，且心血管风险、卒中形成风险及心脑血管疾病的死亡风险均明显增加。因此，积极开展临界性高血压的防治研究工作刻不容缓，将心血管疾病的防治关口前移，有利于节省医疗资源、促进人民健康，对社会进步亦具有深远意义。近年来，医学界对临界性高血压防治工作的重视程度逐渐提高，这也推动了全球一些国家高血压防治方案的革新。

　　中医药治疗临界性高血压符合中医"治未病"理念，具有多靶点干预、用药灵活、安全性良好等优势与特色。中西医结合的防治方案在临界性高血压中具有显著优势。通过整合现代医学和中医学的理论与实践，我们可以充分发挥两者的优势，提高防治效果。在药物治疗方面，对于临床上是否应该对临界性高血压人群进行西药干预治疗的问题，目前仍存在争议，而通过中医辨证用方用药可显著改善患者临床症状，稳定血压，提高生活质量，改善危险因素。在非药物治疗方面，中医学的养生保健方法和现代医学的生活方式干预相互补充，有助于患者建立健康的生活习惯。临界性高血压的防治是一项长期而艰巨的任务，需要我们不断深入研究和实践。中西医结合防治策略为这一难题提供了新的思路和方法，充分发挥了两者的优势，有望为临界性高血压的防治工作开辟新的道路。

　　姚魁武从事心血管病中西医结合研究多年，是首都中青年名中医，兼任中华中医药学会心血管病分会副主任委员，已成为国内中医、中西医结合防治心血管疾病崭露头角的中青年骨干。由他牵头，国内数十位心血管、循证医学及中药学等领域的知名专家共同参与制定的《临界性高血压中医诊疗指南》于2022年11月发布。在指南的基础上，姚魁武带领的团队从中西医结合的角度出发，梳理临界性高血压相关专业文献、摘录名中医治疗经验、总结相关科研进展与研究热点，结集成册。该书涵盖了临界性高血压的中西医认识、中西医诊疗及相关医学科研等多方面知识，旨在为全科医生、基层医生、社区医生、心血管科医师、中医师、医学科研工作者等提供一个全面且深入了解有关临界性高血压疾病的途径。此书落脚于临床实际，亦远瞻科研前沿，突出了中医中药的诊疗特色，展示团队的最新研究进展，具有较强的专业性与实用性。该书的出版将对开展临界性高血压的中西医结合研究和临床治疗工作作出重大贡献。希望他的团队再接再厉，积极进取，勇于探索，通过深入研究和实践，不断完善和优化临界性高血压的中西医结合诊疗方案，为患者提供更加精准、有效的医疗服务，充分发挥中西医结合的优势，推动中西医结合在心血管疾病领域的发展与创新，为振兴中医药事业承担重任。

全国名中医

岐黄工程首席科学家

中国中医科学院首席研究员

序　二

随着研究者们对于血压认识的不断深入，现代医学对于临界性高血压的认识也在动态发展。总体而言，人们对于临界性高血压的关注程度逐渐增强，这一趋势是不容忽视的。目前，国内外对临界性高血压的用药治疗尚存争议，临界性高血压人群相对于血压理想人群而言具有更高的心血管危险因素聚集，更容易进展为高血压，在这个阶段还存在靶器官损害和临床心血管疾病的风险，如加速形成亚临床动脉粥样硬化、代谢综合征或冠心病等。采取有效的干预措施调控危险因素、降低临界性高血压进展为高血压乃至心血管事件的发生具有重要意义。据我国 2012—2015 年调查数据显示，18 岁以上的成人临界性高血压约 4.35 亿人，其中中青年人群占比超过 80%。应关注高血压的年轻化趋势，尽早控制心血管危险因素，加强对重点人群的血压管理，降低临界性高血压的发生率。如何提高临床降压疗效，缓解血压升高的伴随症状，延缓并发症的出现，加强慢病管理工作，已经成为生命科学致力解决的重要课题。

近半个世纪以来，中医药调治血压的相关研究与临床工作大量开展，取得了丰硕成果。众多文献资料表明，中医药治疗高血压具有有效性、安全性，在调节血压、稳定血压，尤其是在和缓平稳降压与改善相关临床症状等方面有明显优势。姚魁武教授团队在广泛深入文献学习的基础上，进行了基于 Delphi 法的临界性高血压中医证候特征及现代常见危险因素的研究，开展了四轮专家问卷调查，归纳该病的中医学病因、梳理证候要素、总结证型。这些中医药方面的进展应该对于临界性高血压的防控具有积极的推动作用。

姚魁武主任医师团队为总结临床研究的新成果、新进展，促进临界性高血压中西医结合防治水平的提升，编写了《临界性高血压中西医结合规范化防治》一书，提出将中医治疗真正融入临界性高血压的现代医学标准诊疗方案中，有助于调整药量、减轻药物的毒副作用，二者协同增效，可进一步提高长远的疾病防治效果。还指出，医患层面均需加强对临界性高血压的无症状群体的关注，"无症状"不等于"无危害"，医患需共同参与制定并执行血压管理治疗方案，以理想血压、健康生活为目标。该书立意新，内容全，专业性强、实用性佳，从中西医结合的角度出发，梳理临界性高血压相关专业文献、摘录名中医治疗经验、总结相关科研进展与研究热点，尤其在《临界性高血压的中医诊疗指南》的基础上重点介绍了临界性高血压的中西医诊疗，可为临界性高血压的实际诊疗提供参考。全书结构清晰，内容丰富，广征博引，力求创新，希望姚魁武主任的团队积极推广研究成果，也呼吁广大医学工作者积极参与临界性高血压的中西医研究与防治工作中。中西医结合充满挑战，也充满希望，从疗效出发，携手并进，共同维护人类健康。

首都医科大学附属北京安贞医院党委副书记、院长
北京市心肺血管疾病研究所所长
中国医师协会高血压专业委员会副主任委员

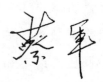

前　言

（编写说明）

临界性高血压是血压从理想水平发展到确诊高血压的关键过渡期，将临界性高血压作为新的血压类别是基于多方面考虑的结果，划分临界性高血压有助于识别具有更高心血管疾病进展风险的人群，并针对性地开展有效干预，有利于推动防控关口前移，助力健康中国战略实施。临界性高血压的诊断标准为：18 岁以上任何年龄的成年人，在未使用降压药物的情况下，测量的诊室血压为收缩压 120～139 mmHg 和（或）舒张压 80～89 mmHg。据我国 2012—2015 年调查数据显示，18 岁以上的成人临界性高血压约 4.35 亿人，占 41.3%，其中中青年人群有 3.6 亿人（82.8%），其中收缩压在 130～139 mmHg 和（或）舒张压在 80～89 mmHg 范围的人群中，将有 65% 的人在 15 年间可能性进展为高血压。与血压正常人群相比，临界性高血压人群具有更高的心血管疾病（冠心病、卒中、心肌梗死等）风险。有效的干预措施（如改变生活方式或药物治疗）可降低临界性高血压进展为高血压乃至心血管事件的发生，尽早地预防或延缓高血压发生对高血压前期患者具有重要价值。为了更好地理解和应对这一疾病，我们深入探讨了中西医结合在临界性高血压防治中的优势和应用。

当前我国防控策略重点逐渐前移，重视临界性高血压的检出和早期干预，贯彻"预防为主"理念，有助于强化高血压、高血糖、高血脂等可调节危险因素的上游治疗，优化卫生保健和公共卫生资源的分配，以期更早地迎来心血管疾病的防治拐点。中医学从"已病"和"未病"理念认识防治临界性高血压，中医药治疗临界性高血压无论在一级预防、减少危险因素、改善症状、降低血压、提高生活质量还是逆转靶器官损害方面，均具有独特的优势。由于临界性高血压的血压标准尚未达到使用化学药物的标准，因此现代医学对正常高值血压的治疗有一定的局限性。中医运用治未病理论，治疗贯穿整体观念，辨证运用中药方剂及非药物疗法，联合生活方式干预，具有综合调节的优势。将中医药真正融入临界性高血压的现代医学标准诊疗方案中，有助于调整药量、减轻药物的毒副作用，二者协同增效，可进一步提高长远的疾病防治效果。

　　本书旨在介绍临界性高血压的中西医结合规范化防治，共分为上、中、下三篇，共十章，涵盖了临界性高血压的中西医认识、中西医诊疗及相关医学科研等多方面知识，可帮助全科医生、基层医生、社区医生、心血管科医师、中医师、医学科研工作者等读者对临界性高血压疾病有较为全面深入的了解。上篇重点介绍临界性高血压的中西医认识，分别介绍西医与中医对临界性高血压的探知历程及现阶段形成的规范性文件，包括临界性高血压的定义、流行病学、发病机制、危险因素、现代医学治疗、中医病名、中医病因病机、辨证论治等研究内容，旨在让读者能较全面地了解目前临界性高血压中西医研究的进展及成果。中篇全面系统地介绍临界性高血压的中西医诊疗，包括临界性高血压的临床筛查与风险评估、健康评估与健康管理、具体的西医治疗与中医治疗、特殊人群的治疗策略等内容，此外还摘录了数十位名中医治疗经验，旨在为此病的实际临床诊疗提供详细参考。下篇列述临界性高血压的中西医结合研究，主要包括临床研究与基础研究，介绍了临界性高血压的常用动物模型，以供相关科研工作者参考。全书的特点是突出中西医结合特色，凸显临床实用性，囊括最新研究进展与研究热点，有助于启发科研思路，亦可作为相关专业学生的学习参考书目。

本书重点参考由中华中医药学会 2022 年发布、中国标准出版社出版、作者本人作为第一起草人完成的《临界性高血压中医诊疗指南》，其中蕴含了国内数十位心血管、循证医学及中药学等领域的知名专家的智慧结晶。感谢中国中医科学院科技创新工程重大攻关项目（C12021A00906）的资助和支持。然而临界性高血压的临床疗效评价等方面的研究也面临一些挑战，疗效评价尚未形成更为系统规范的标准，缺乏远期疗效评价、终点事件等方面研究，相关随机对照试验较少，循证医学证据不足，未来还需进一步完善中西医对临界性高血压的认识与研究，将现代医学相关检验检查指标与中医证候进行有机联系。书中若有不妥之处，欢迎同人多提宝贵建议，谨致谢忱。相信在政府、社会、个人的共同努力下，临界性高血压防治事业必将迎来新的希望和辉煌！

姚魁武　赵焕东

目　录

下篇　临界性高血压的中西医结合研究

上 篇

临界性高血压的中西医认识

第一章　临界性高血压中西医学概论

第一节　现代医学对临界性高血压的认识

一、临界性高血压的定义与诊断标准

临界性高血压（borderline hypertension），又称高血压前期、正常高值，是指诊室血压在正常血压至确诊高血压之间的血压值。临界性高血压的诊断标准：任何年龄的成年人，在未使用降压药物的情况下，测量的诊室血压为收缩压 120 ~ 139 mmHg 和（或）舒张压 80 ~ 89 mmHg。

二、现代医学对血压水平的认识历程

（一）相关术语更迭

现代医学对于临界性高血压的认识是伴随研究者对于血压认识的不断深入而动态发展的，在这一过程中，研究者们对于临界性高血压范围的界定和所用术语亦处于不断变化之中。

1939 年，Robinson 和 Brucer 首次提出高血压前期（prehypertension）一词。他们发现"血压 < 120/80 mmHg 与（120 ~ 139）/（80 ~ 89）mmHg 范围内的患者每天血管系统的张力变化是不同的"，认为血压（120 ~ 139）/（80 ~ 89）mmHg 范围内的患者处于"危险区"，并指出"约 40% 的成年人是高血压前期或高血压患者"。

1978 年，世界卫生组织（World Health Organization，WHO）将血压水平高于 160/95 mmHg 定义为高血压，将血压水平低于 140/90 mmHg 定义为正常血压，将介于二者之间的血压水平定义为临界性高血压。

1991 年，研究人员开展了第一项专门针对高血压前期进展为高血压的纵向研究，即 FRAMINGHAM 研究，该研究定义血压正常值为收缩压（systolic blood pressure，SBP）< 140 mmHg，舒张压（diastolic blood pressure，DBP）< 85 mmHg，将 SBP < 140 mmHg、DBP 85 ~ 89 mmHg 定义为血压正常高值。

然而，无论"高血压前期""临界性高血压"或"正常高值"，这些词语在当时的临床实践中并未得到广泛认可与使用。直到 2003 年，美国预防、检测、诊断、评估和治疗高血压全国联合委员会第 7 次报告（JNC-7）中首次明确将血压处于 SBP 120 ~ 139 mmHg 和（或）DBP 80 ~ 89 mmHg 范围设立一个新的诊断类别，即高血压前期，正式将这一新的诊断拉入公众视野，并在一定时期内的临床实践中得到广泛使用。

近年来，"过度诊断"多次引起社会及媒体关注，一些机构及学会综合考量社会舆情及患者的焦虑、抑郁情绪，选择采用更为和缓的措辞以描述临界性高血压的状态，如血压升高。但综合来看，无论是处于何种情形、采用了何种称谓，人们对于临界性高血压的重视程度与日俱增是毋庸置疑的。

（二）划分新类别的必要性

将临界性高血压作为新的血压类别是基于多方面考虑的结果。

首先，与血压正常人群相比，临界性高血压人群具有更高的心血管病（cardiovascular diseases，CVDs），如冠心病、卒中、心肌梗死等风险。Shen 等研究发现高血压前期与冠心病风险显著升高有关（RR 1.36，95% CI 1.22 ~ 1.53），高血压前期中血压处于较高范围的人群 [（130 ~ 139）/（84 ~ 89）mmHg] 冠心病风险明显增加（RR 1.53，95% CI 1.19 ~ 1.97）。Huang 等开展的一项 Meta 分析纳入了 19 个队列，超 75 万人，旨在探究高血压前期与卒中风险之间的相关性。研究结果显示，与正常血压（< 120/80 mmHg）相比，高血压前期 [（120 ~ 139）/（80 ~ 89）mmHg] 发生卒中的风险增加了 66%（95% CI 1.51 ~ 1.81）。亚组分析显示，当血压处于高血压前期中较高范围 [（130 ~ 139）/（84 ~ 89）mmHg] 时，卒中风险将进一步增加至 95%（95% CI 1.73 ~ 2.21）。Guo 等开展的 Meta 分析收集了 29 个队列，超 10 万人的数据，研究结果显示，与血压正常相比，高血压前期与总心血管事件风险显著升高相关（RR 1.44，95% CI 1.35 ~ 1.53）。

其次，有效的干预措施（如改变生活方式或药物治疗）可降低临界性高血压进展为高血压乃至心血管事件的发生率，尽早地预防或延缓高血压发生对高血压前期患者具有重要价值。1997 年研究人员征集了 2382 名高血压前期的患者，在进行6个月的减重及减盐控制后，这一群体的高血压发病率有所降低。PREMIER研究对高血压前期患者进行了严格的饮食和运动控制，研究结果显示，在改变生活方式6个月后，高血压前期患者的收缩压和舒张压与正常对照组相比分别下降了3 mmHg与2 mmHg。随着研究的深入，越来越多的证据表明较早进行药物治疗具有更大的临床获益。TROPHY研究将772名临界性高血压患者随机分配到治疗组（每天服用16 mg坎地沙坦）或安慰剂组，2年后治疗组的高血压发病率降低了66% （*RR* 0.34，95% *CI* 0.25 ~ 0.44）。PHARAO研究得到了相似的结论。2项研究均表明通过在高血压前期进行药物干预具有较高的安全性和有效性。

综上所述，有必要划分新的血压类别以识别具有更高心血管病进展风险的人群并开展有效干预，推动防控关口前移，助力健康中国战略实施。

（三）不同机构/学会的血压范围界定

近年来，随着临床研究的不断深入，人们对于临界性高血压的认识不断完善，不同国家卫生部门或相关协会对血压处于（120 ~ 139）/（80 ~ 89）mmHg阶段的患者给予了更多的重视，并对这部分患者的疾病状态进行了明确的定义（表1-1和表1-2）。值得注意的是，各指南的界定范围及所用措辞并不一致，其中2017年ACC/AHA/ASH所定标准最为严格，将血压波动在（130 ~ 139）/（80 ~ 89）mmHg的患者划定为高血压范围，以强调这部分患者尽早开展生活方式改变及药物干预的必要性。

表1-1 各指南中涉及收缩压 <130 mmHg 的血压表述

指南	分类	收缩压（mmHg）	舒张压（mmHg）
JNC-7，2003	高血压前期	120 ~ 139	80 ~ 89
NICE，2019（2022更新）	正常	< 140	< 90
ACC/AHA/ASH，2017	血压升高	120 ~ 129	< 80
ESH/ESC，2023；ISH，2020；NHFA，2016	正常	120 ~ 129	80 ~ 84
JSH，2019	正常高值	120 ~ 129	< 80

表 1-2　各指南中涉及收缩压 <140 mmHg 的血压表述

指南	分类	收缩压（mmHg）	舒张压（mmHg）
CHEP，2017	正常高值	130～139	85～89
NICE，2019（2022 更新）	正常	<140	<90
NCCD，2022	高血压 1 级	130～139	80～89
ACC/AHA/ASH，2017	高血压 1 期	130～139	80～89
ESH/ESC，2023；ISH，2020；NHFA，2016	正常高值	130～139	85～89
JSH，2019	血压升高	130～139	80～89
JNC-7，2003	高血压前期	120～139	80～89

CHEP：加拿大高血压教育计划（Canadian Hypertension Education Program）；NICE：英国国家卫生与临床优化研究所（National Institute for Clinical Excellence）；NCCD：国家心血管病中心（National Center For Cardiovascular Disease）；ACC/AHA/ASH：美国心脏病学会（American College of Cardiology）/美国心脏协会（American Heart Association）/美国高血压学会（American Society of Hypertension）；ESH/ESC：欧洲高血压学会（European Society of Hypertension）/欧洲心脏病学会（European Society of Cardiology）；ISH：国际高血压学会（International Society of Hypertension）；NHFA：澳大利亚国家心脏基金会（National Heart Foundation of Australia）；JSH：日本高血压学会（Japanese Society of Hypertension）；JNC-7：美国预防、检测、评估与治疗高血压全国联合委员会第 7 次报告（The Seventh Report of the Joint National Committee on Prevention，Detection，Evaluation，and Treatment of High Blood Pressure）。

三、临界性高血压流行病学现状

《全球疾病负担报告（2019）》显示心血管病（CVDs）中缺血性心脏病和中风是全球死亡和残疾的主要原因，其病例数从 1990 年的 2.71 亿人上升到了 2019 年的 5.23 亿人，2019 年 CVDs 死亡人数达到 1860 万人。CVDs 仍然是世界上疾病负担的主要原因。2019 年全球整体人群可归因死亡的风险因素中高血压居于首位，高血压作为可调控的危险因素，有效的血压管理可以大大减少 CVDs 的负担。

有研究评估得出中国 2016 年至 2030 年的 CVDs 负担仍会上升，预防 CVDs 具有巨大的社会价值，一级和二级预防可能是近期卫生政策的关键优先事项。在我国 CVDs 发病和死亡的患者中，归因于高血压的人数最多，所以在 CVDs 防控策略中，高血压的防控是重中之重。

（一）高血压的全球流行情况

2021 年《柳叶刀》发表的全球高血压流行趋势综合分析报告，该研究涵盖了全球 184 个国家的数据，覆盖了约 99% 的人口。报告显示，1990 年至 2019 年，全球 30～79 岁高血压人数从 6.5 亿人增加到 12.8 亿人，疾病负担已从富裕国家转至低收入和中等收入国家。中国属于 2019 年高血压流行率最低的十个国家之一，位居第九，流行率为 24%。报告指出，虽然高血压容易诊断，而且较易用低成本药物治疗，但在诊断和治疗方面仍存在重大差距，大约 5.8 亿高血压患者未获诊断（41% 女性患者，51% 男性患者），全球高血压治疗率和控制率也存在巨大不平等现象。2015 年，中国成人高血压的知晓率、治疗率和控制率分别为 51.6%、45.8% 和 16.8%。2020 年的《中国成人高血压流行病学现状》显示我国接受降压治疗者的血压达标率为 37.5%，这表明了我国对高血压防控意识的提高及治疗的有效性。对 1991 年和 2012 年至 2015 年的中国高血压调查数据进行比较发现，35～44 岁人群的高血压患病率增加尤其明显。其中男性患病率增加要多于女性，可能是由于男性存在更多的心血管危险因素，如肥胖、吸烟和饮酒。中青年可能成为未来高血压防治的重点人群，关注高血压的年轻化趋势，尽早控制心血管危险因素，在高血压前期即积极干预，预防 CVDs 的发生。

（二）临界性高血压的全球流行情况

近些年临界性高血压逐渐引起临床的关注和研究，对临界性高血压的重视推动了全球一些国家对诊治高血压方案的改革。2017 年 AHA/ACC 等 11 个专业协会联合发布的高血压诊治指南将血压在（130～139)/(80～89）mmHg 定义为高血压 1 级。全国代表性横断面研究结果显示，以此标准，美国 45～75 岁年龄组中有 7010 万人被标记为高血压患者，该年龄段人口患高血压的比例将从 JNC-8 指南的 49.7% 增加到 2017 年 ACC/AHA 指南的 63.0%。若依此标准，中国将有 2.669 亿人或 55% 的同龄人被标记为高血压患者。这意味着美国和中国的高血压患病率分别相对增加了 26.8% 和 45.1%。有研究曾在 2009 年至 2010 年对中国东北三座城市 33 个社区采用横断面研究方法，调查对象为 25 196 名 18～74 岁的中国人，发现临界性高血压患病率为 56.9%，其中男性为 71.1%，女性为 44.6%，存在着明显的性别差异。我国 2012 年至 2015 年调查数据显示，18 岁以上的人群中为临

界性高血压者约 4.35 亿人，占 41.3%，其中中青年人群有 3.6 亿人
（82.8%），收缩压在 130~139 mmHg 和（或）舒张压在 80~89 mmHg 范围
的人群中，将有 65% 的人在 15 年间有可能进展为高血压。近些年高血压发
病有年轻化的趋势，多项研究显示，中青年人群高血压患病率不断增加，但
知晓率、治疗率和控制率却较低，中青年人群由于不良生活习惯、环境污
染、情绪焦虑等因素，约 1/3 的有临界性高血压的中青年人群在 2 年内就将
进展为高血压。2018 年有研究者在大理开展了高血压前期与靶器官损害的
流行病学研究，结果显示高血压前期的患病率为 32%，高血压患病率为
24%，并且高血压前期患者已存在不同程度的动脉硬化，提示应重视相关人
群的管理。

（三）临界性高血压相关的 CVDs 负担

中国目前对临界性高血压的用药治疗尚存争议，但临界性高血压阶段已
存在靶器官损害和临床 CVDs 的风险，如加速形成亚临床动脉粥样硬化及可
能使女性患糖尿病、代谢综合征和冠心病的风险增加近 1 倍等。近期发表的
一篇基于 China-PAR 模型预测 CVDs 风险的横断面研究显示，我国临界性高
血压与未来 10 年动脉粥样硬化性心血管疾病（atherosclerotic cardiovascular
disease，ASCVD）发病风险升高明显相关，此前我国一项长达 15 年的队列
研究也发现血压在（130~139）/（80~89）mmHg 人群的心血管风险是血
压 <130/80 mmHg 人群的 3.01 倍。提高临界性高血压的知晓率，加强临界
性高血压的防控意识，尽早进行生活方式的干预和正确使用药物治疗，有利
于降低心血管风险，减轻 CVDs 负担。

我国目前针对高血压仍采取以治为主的被动策略，是否可有效抵御高血
压导致的心脑血管疾病负担存在质疑。《全球疾病负担报告（2019）》提示
尤其是发展中国家的卫生系统需要更加灵活，以适应向非传染性疾病和残疾
的快速转变。高血压作为 CVDs 的重要危险因素，防控高血压至关重要。当
前我国防控策略重点逐渐前移，中青年人群开始成为我国血压管理的重点人
群，重视临界性高血压的检出和早期干预，从"已病"和"未病"双重着
手，强化高血压、高血糖、高血脂等可调节危险因素的上游治疗，并注重卫
生保健和公共卫生资源的分配和优先次序，以期更早地迎来 CVDs 防治拐
点，降低 CVDs 的发病率。

四、临界性高血压的发病机制

血压调节机制是人体最复杂的生理机制之一，血压在神经调节、体液调节、遗传因素等作用下维持稳定，同时也会受其他因素（包括高盐高脂饮食、精神压力、吸烟饮酒等）的影响而升高或降低。

临界性高血压是高血压疾病的早期和过渡阶段，其发病机制与高血压基本一致。

（一）神经机制

血压的神经调节是目前发现所有调节机制中最迅速的，包括心血管反射、心血管中枢调节、自主神经系统调节等。在临界性高血压的发生发展过程中，交感神经活动增强具有重要作用，部分研究者认为其是高血压发生的始动因素。动物实验表明，幼年的自发性高血压大鼠（spontaneously hypertensive rat，SHR）体内的交感神经活性增高。在临界性高血压患者中亦有同样的发现。1975 年 Julius 等曾比较了 11 名临界性高血压患者与 16 名健康志愿者在静息时、静脉注射 0.2 mg/kg 普萘洛尔后及额外注射 0.04 mg/kg 阿托品后的心输出量、心率和血压，结果显示临界性高血压患者的静息心率和心排血量高于健康志愿者，而在注射普萘洛尔后的心率和心排血量下降幅度亦大于健康志愿者，证明了临界性高血压患者的交感神经活性处于亢进状态。随着研究技术的发展，目前可通过电生理学和神经化学技术更为准确地评估交感神经系统活性。Anderson 等直接通过显微神经造影记录了 15 名血压正常和 12 名年龄匹配的临界性高血压男性的肌肉交感神经活动，确定了临界性高血压个体骨骼肌血管的交感神经节后纤维的神经放电率增加。

交感神经活动增强引起血压升高可归因于其对于心脏、血管及肾脏的调控作用。受交感神经支配且与血压关系较为密切的器官有心脏、血管、肾脏、肾上腺髓质。当心脏交感神经兴奋时，可引起心率增快、心肌收缩力增强、心排血量增加，从而升高血压。当支配肾脏的交感神经兴奋时，入球小动脉和出球小动脉收缩，肾血流减少，肾素释放增多，Na^+ 的重吸收增加，从而导致水钠潴留增多、体液容量增加、血压升高。当支配肾上腺髓质的交感神经兴奋时，可使肾上腺髓质释放的肾上腺素与去甲肾上腺素增多，从而影响全身血管。安静时，交感神经发放持续的低频冲动，使血管平滑肌保持一定的紧张性收缩，维持一定的血压；而当外界病理因素刺激使得交感神经活动增强时，如前文所述会引起血管收缩、心肌收缩力增强、水钠潴留增多等变化直接或间接地升高血压，并提高血压的中枢神经网络的活动。随着时间的推移，反复接触压力源导致重新调整了中枢交感神经活动的频率。在重新编程状态下，持续或新的应激物产生增加交感神经的驱动，这导致血管收缩增加和（或）血容量及心排血量增加，进而引起血管阻力的增加。如果血管阻力持续增加，则会导致血管重塑（管壁肥厚、管腔变小等）和高血压。

因此，在临界性高血压的发生及进展为高血压的过程中，交感神经活动增强具有重要意义。

（二）体液机制

动脉血压的体液调节主要是指血液和组织液中的一些化学物质，通过作用于心脏、血管，直接或间接地调节血压。其中最重要的是肾素－血管紧张素－醛固酮系统（renin-angiotensin-aldosterone system，RAAS），还包括血管内皮生成的血管活性物质（如内皮素、NO）等。

1. 肾素－血管紧张素－醛固酮系统

RAAS是一类存在于多个组织的生物活性物质，在血压调控、水盐代谢中发挥作用。早期认为RAAS各组分只存在于血液中，后来的研究发现组织中也有丰富的RAAS组分存在，它们通过局部和全身作用参与高血压的发生发展过程。

在高血压的发病过程中，血管紧张素Ⅱ（angiotensin Ⅱ，Ang Ⅱ）是中心环节。Ang Ⅱ的升压机制包括但不限于以下4点：①Ang Ⅱ可使全身微动脉强烈收缩，增大外周阻力；使微静脉收缩，增加回心血量及心排血量。综合两方面因素，动脉血压上升。②Ang Ⅱ可作用于交感神经末梢，使其释放去甲肾上腺素增多，并能刺激内皮细胞释放内皮收缩因子和抑制内皮舒张因子的生成，增强缩血管效应，进而使外周阻力增加、血压上升。③Ang Ⅱ可作用于肾上腺皮质球状带，释放醛固酮，促进肾远曲小管和集合管对水钠的重吸收，使细胞外液和循环血量增多。④Ang Ⅱ可促使下丘脑通过垂体后叶释放抗利尿激素，引起口渴感，增加饮水，且抗利尿激素在生理浓度情况下只具有抗利尿效应，从而减少尿液生产，增加循环血量。

局部和全身RAAS的激活在临界性高血压的形成中起着重要作用。Julius等开展的TROPHY研究探究了采用血管紧张素受体拮抗剂治疗高血压前期的可行性。研究对象仅限于临界性高血压患者，研究结果显示，经 Ang Ⅱ 受体拮抗剂治疗患者的血压在治疗期间可维持在理想水平，而停用药物后血压在 1 个月内恢复到接近基线值。这说明临界性高血压所出现的血压升高取决于 RAAS 系统的持续激活。进一步研究显示，在停止积极治疗后，仍有少量残余降压效应（约 2 mmHg）持续存在，这提示虽然积极治疗促进了少量有利的结构重塑，但临界性高血压的血压升高主要是由于神经 - 体液系统的功能性过度活动，而非血管结构变化。

2. 血管内皮生成的血管活性物质

血管内皮细胞是覆盖在血管内腔表面的连续单层扁平细胞，具有多种自分泌和旁分泌功能，可认为是人体最大的内分泌器官。血管内皮细胞通过合成和释放多种血管活性物质，发挥调节血管反应性和血管平滑肌的收缩、舒张及生长的功能。血管内皮功能紊乱可引起血管舒缩功能调节障碍与血管重塑，导致血管张力增高、外周阻力增加，从而引起高血压。

（1）血管舒缩功能调节障碍：内皮细胞分泌的舒血管物质主要包括 NO、前列环素和内皮源性超级化因子，其中 NO 是内皮释放的最重要的血管扩张分子。缩血管因子主要包括内皮素、Ang Ⅱ 及花生四烯酸代谢产物等，其中内皮素是已知的最强的缩血管因子。

正常生理条件下，血管内皮细胞释放的收缩和舒张因子相互作用，处于动态平衡，二者通过影响细胞内信号通路及细胞膜电位，维持血管紧张度。病理状态下，在遗传缺陷、吸烟、糖尿病等因素影响下，血管内皮细胞损伤，发生代谢紊乱，内皮依赖性血管舒张功能减低，外周阻力增加，从而导致血压升高。2011 年 Weil 等发现，与正常血压受试者相比，临界性高血压患者对乙酰胆碱的扩血管反应明显降低（约 30%），而使用一氧化氮合酶抑制剂可显著降低正常血压受试者对乙酰胆碱的反应，但仅能轻度降低临界性高血压患者对乙酰胆碱的反应，说明了临界性高血压与 NO 介导的内皮依赖性血管舒张功能受损有关。2012 年，该团队进一步研究发现，在接受内皮素受体阻滞剂后，临界性高血压患者的血管舒张反应明显高于正常血压者，同时可使临界性高血压患者由乙酰胆碱介导的内皮依赖性血管舒张功能恢复到与正常血压者相似的水平，说明了在临界性高血压中内皮素 - 1 介导下的内皮依赖性血管收缩功能增强。两项研究共同证明了临界性高血压患者存在内皮依赖性血管收缩、舒张功能异常。

（2）血管重塑：高血压时，血管壁对血流动力、体液及局部内分泌因素改变产生一种较长期的适应性反应，血管结构与功能也发生相应的变化，这一现象被称为血管重塑。血管重塑最初被认为是高血压后的继发改变，然而近些年的临床和基础研究表明，血管结构的改变先于血压升高，血管重塑可能是血压升高的原发性改变。

血管重塑受到血管活性物质的调节。血管壁细胞（包括平滑肌细胞和内皮细胞）产生的促血管平滑肌增生的物质包括血小板源性生长因子、转化生长因子、成纤维细胞生长因子等。这类因子不仅可以引起血管平滑肌细胞的增殖、分化及细胞间质的蛋白质合成增强，还可以产生趋化作用吸引其他生长刺激因子在局部聚集。与上述血管活性物质相反，NO 可调节影响细胞外基质生成和降解基因的表达，从而抑制中膜的肥厚和重塑。除外血管活性物质，血管重塑还与遗传、血流动力学及其他存在于循环中的生长因子等有关。

内皮功能障碍通过对血管舒缩功能和结构的影响，降低动脉顺应性，增加动脉僵硬度。脉搏波传导速度（pulse wave velocity，PWV）是评估动脉僵硬度的简捷、有效、经济的非侵入性指标。Tomiyama 等纵向评估了 1563 名受试者的肱踝关节 PWV，结果发现长期处于临界性高血压可加速大中动脉硬化。Urbina 等发现，在调整了其他心血管风险因素后，10～23 岁人群颈 - 股动脉脉搏波传导速度（carotid-femoral artery pulse wave velocity，cfPWV）在正常组、临界性高血压组及高血压组中呈现梯度增加（分别为 5.75 m/s、6.38 m/s、7.12 m/s）。以上试验结果均说明了临界性高血压患者具有动脉僵硬度增加的特征，为血管功能和结构异常参与临界性高血压发病提供了部分证据。

（三）表观遗传

针对高血压表观遗传学现象的研究，是当前高血压研究中新兴的突破口之一。经典表观遗传学主要包括 DNA 甲基化、组蛋白修饰及非编码 RNA 等。

1. DNA 甲基化与高血压

DNA 甲基化能够通过影响染色质结构、DNA 构象稳定性及与蛋白质相互作用方式等起到调控基因表达的作用。高血压的发病不仅与全基因组 DNA 甲基化水平密切相关，同时与 DNA 甲基化修饰交感神经系统、RAAS 系统等关键基因表达有关。当前研究表明，血管紧张素转换酶（angiotensin converting enzyme，ACE）2、上皮钠通道 α1 亚基 2、葡萄糖激酶和 γ 干扰素基因的高甲基化与高血压有关；而 Toll 样受体 2、内收蛋白 1、AngⅡ受体和1 型基因的低甲基化与高血压有关。

2. 组蛋白修饰与高血压

组蛋白修饰是指组蛋白在相关酶作用下发生甲基化、乙酰化、磷酸化、腺苷酸化、泛素化、腺苷二磷酸核糖基化等修饰的过程。组蛋白的修饰可通过影响组蛋白与 DNA 双链的亲和性，从而改变染色质的疏松或凝集状态，或通过影响其他转录因子与结构基因启动子的亲和性来发挥基因调控作用。研究发现，自发性高血压大鼠的肾上腺、心脏、肾组织的 ACE 启动子区组蛋白乙酰化水平明显升高。ACE 基因的高乙酰化可以是 ACE 基因表达上调，从而使 AngⅡ水平升高，影响 RAAS 稳态，引起血压升高。

3. 非编码 RNA 与高血压

非编码 RNA 包括微 RNA（microRNA，miRNA）、环状 RNA（circular-RNA，circRNA）、长链非编码 RNA（long non-coding RNA，lncRNA）等，在高血压相关的不同病理学过程调控中发挥重要作用。非编码 RNA 参与了基因从细胞质到细胞核的全过程，主要从表观遗传、转录水平和转录后水平这 3 个层面调控基因表达。

在 miRNA 领域，研究者们发现多个 miRNA 与 RAAS 之间存在相互作用，如下调的 miR-34b、miR-361-5p、miR-362-5p 和 miR-181a 通过影响其靶基因的表达，从而改变 RAAS 的稳态；miR-21 过度表达可通过靶向调节内皮型一氧化氮合酶（endothelial nitric oxide synthase，eNOS）来触发高血压患者的动脉粥样硬化过程。在 lncRNA 方面，当前研究发现在 lncRNA CD-KN2B-AS1 中，rs10757274、rs2383207、rs10757278 和 rs1333049 在增加高血压发生的易感性方面起着重要作用。另有一项欧洲研究通过对 87 736 例高血压患者超过 50 000 个单核苷酸多态性位点的检测，发现 *lncRNA-H19* 基因座位与高血压的发生密切相关，并且这一发现在 68 368 例高血压患者中得到了进一步验证，提示 *lncRNA-H19* 的基因多态性或许是高血压新的潜在诊疗靶标。

circRNA 在外周血中较为稳定，在作为临床生物标志物方面具有巨大的潜力。Chen 等分别测定了血压正常、临界性高血压和高血压患者体内的circ_0000284，结果发现 circ_0000284 的上调表达是高血压前期和高血压的独立危险因素，且 circ_0000284 是早期诊断高血压和区分高血压发展中期的潜在指纹图谱。

（四）心理机制

包括临界性高血压在内的原发性高血压是较早被确认的一类心身疾病，目前普遍认为心理社会因素与其发生有着密切联系。

高血压常见于焦虑性人格特点突出的人群。对高血压患者，尤其是临界性高血压患者进行心理行为干预，可有效降低血压水平。慢性应激在血压升高的发生和发展中起明显作用，研究发现生活节奏快、人际关系紧张、日常事务繁杂的城市居民血压升高发生率高于农村居民，发达国家高血压发病率高于发展中国家。注意力要求高度集中，精神经常处于紧张状态，体力活动相对较少的职业血压高者居多。同时，高血压发病率与高脂高盐高糖饮食、缺乏运动、超重肥胖、过量吸烟饮酒等因素相关，而这些不良生活和行为习惯又受到心理社会因素的直接或间接影响。

1. 精神分析理论

精神分析理论认为血压升高是人们将愤怒的情绪压抑在潜意识中而逐渐引发的，潜意识的愤怒活动是血压持续增高的根本原因。相关调查也表明，个性压抑的人群血压更容易偏高，而血压高者多存在持续而显著的心理应激造成的愤怒情绪，如人际关系紧张等。

2. 行为主义学习理论

行为主义学习理论认为血压升高是未被人们觉察到的学习机制起主导作用造成的，其核心理论是内脏操作性条件反射学习。具体来说，就是外部刺激反应性地引起心率加快、外周动脉血管收缩，从而造成血压升高。当慢性应激长时间不能够减轻或者消失，这种外部刺激导致的血压升高状态就会持续存在，从而使这种内脏性学习不断被强化、应激源被泛化，血压升高逐渐成为稳态，最终导致高血压疾病状态。

3. 心理生理学理论

心理生理学理论认为心脏泵血量和外周动脉血管阻力是影响血压的主要因素，所有能够影响二者的因素都能引起血压变化。神经精神系统接受外界环境刺激，对其作出相应反应，同时支配全身各个器官的活动。因此，心理社会因素和环境应激因素都可通过自主神经系统、内分泌系统和运动系统引起血压变化。一般情况下，如果上述刺激能够在短时间内消失，血压便会"克服"之前的影响自行恢复正常，但如果心理社会应激反复出现或持续存在，就可能导致人们血压调节机制发生紊乱，从而造成高血压。

除外以上机制，临界性高血压的发生还受到肠道微生态、基因多态性等机制的多方面调控，各机制作用相互交叉，成为导致血压升高的影响因素群。随着研究的不断深入，对于临界性高血压发生机制的认识亦将不断完善。

五、临界性高血压的危险因素

各国研究学者均对临界性高血压人群的危险因素进行过深入的调查研究，对这些研究资料进行总结分析后可看出，临界性高血压人群相对于血压理想人群而言具有更高的心血管危险因素聚集，更容易进展为高血压，具有更高的心血管风险。

能够引起血压升高的危险因素包括性别和年龄、高钠低钾饮食、超重和肥胖、吸烟与饮酒、代谢性因素、精神因素及家族遗传、受教育程度等，这些危险因素可以引起血压波动，导致正常血压进展为临界性高血压，亦可加快临界性高血压进展为临床高血压。

（一）性别和年龄

国内外大量流行病学调查显示，临界性高血压患者在性别和年龄上有较大的分布差异，就性别而言，临界性高血压人群中男性多于女性。就年龄而言，男性人群中其发生率随着年龄增长呈下降趋势，而女性人群的发生率随年龄增长呈凸型，女性群体在 40～60 岁年龄段检出率最高。在 65 岁之后女性的高血压发生率超过男性。随着年龄的增长，临界性高血压的检出逐渐减少，高血压的检出率逐渐增加。出现年龄差别情况的原因可能是心脑血管系统的老化损伤引起血管硬化造成血压升高，亦可能与交感神经过度激活，使心排血量增加、周围循环阻力增加等相关；出现性别差异情况可能与不同的年龄段男性女性的激素水平相关。雌激素是体内重要的类固醇激素，具有抑制血压升高、保护心血管系统的作用，可以通过直接阻滞钙离子通道，刺激内皮细胞释放 NO，上调 β 肾上腺素受体表达，舒张血管；也可以下调 Ang Ⅱ受体的表达从而抑制肾素 – 血管紧张素（renin-angiotensin system，RAS）系统介导的血管收缩。此外，雌激素也可抑制血管重塑，起到保护血管、减缓高血压发生的作用。研究显示绝经后女性由于失去雌激素的保护，高血压的患病率明显高于绝经期，因此加强围绝经期女性的血压监测对预防临界性高血压具有积极意义。年龄和性别作为无法避免和干预调节的因素，应加强对重点人群的血压管理，降低临界性高血压的发生率，减缓高血压的进程。

（二）高钠低钾饮食

美国心脏协会指出，高钠摄入是高血压和心血管病的主要危险因素，高钠低钾饮食亦是临界性高血压重要的危险因素。我国绝大多数地区居民膳食以高盐高钠为主，北方钠盐摄入普遍高于南方，此种情况在我国东北地区尤为明显，盐分摄入高达 12～18 克/天。研究发现，高钠饮食可引起血压升高，不仅引起血管功能障碍，亦可明显增加临界性高血压患者发生高血压的风险，加速心脑血管疾病进程。我国研究人员发现，高钠组患者随访期间的高血压及主要心血管不良事件发生率高于正钠组，高钠饮食是高血压进展过程中的重要差异因子，在高血压的进展中发挥一定的作用。大量的临床流行病学调查及临床研究亦证实在钠盐摄入减少的人群中，其平均血压维持在较低的水平，随着年龄增长其血压增长幅度也降低，亦有较低的高血压患病率；而钠盐摄入增加的人群中，其平均血压较高，血压随着年龄增加的幅度亦较高，高血压的患病率较高。研究发现，高盐分摄入可引起血容量增加、肾脏功能性改变、钠离子平衡紊乱、RASS 系统紊乱、交感神经系统紊乱及炎症系统的激活等导致高血压的发生，因此限制每日盐分摄入可控制血压。

大量研究已经证实，高钾饮食可以降低血压。早在 1928 年研究者就发现，对高血压患者给予含钾的药物可以使患者的血压降低。2014 年 Mentc 等对来自 18 个国家 102 216 个成年人空腹晨尿中的钠、钾含量研究发现，尿钠的排泄与收缩压正相关而尿钾的排泄与血压呈负相关，且在高血压、高钠饮食者中更为明显。因此，研究人员得出低钠高钾饮食中 Na^+/K^+ 比值降低，有利于控制血压、抑制血压的升高，反之则促进血压的升高，且研究亦证实肾脏对钠的重吸收增加、尿钠的排泄减少是导致血压升高的主要原因，而高钾饮食可以直接抑制肾小管各段对钠的重吸收从而控制血压。因此高钠低钾饮食是临界性高血压的危险因素之一，限制日常饮食中钠的摄入，适当增加含钾食物的摄入有利于控制血压。

（三）超重和肥胖

超重和肥胖是临界性高血压的重要危险因素，对临界性高血压的早期识别、筛查有重要意义。大量临床研究表明，超重和肥胖与临界性高血压的发生密切相关，亦加快临界性高血压进展为临床高血压的进程。通常将体重指数（body mass index，BMI）< 24 kg/m² 定义为偏瘦或正常，24 kg/m² ≤ BMI < 28 kg/m² 定义为超重，BMI ≥ 28 kg/m² 定义为肥胖。男性腰围 ≥ 90 cm 或女性腰围 ≥ 85 cm 定义为中心性肥胖。其中 BMI 肥胖但腰围正常者称为单纯一般性肥胖，腰围肥胖但 BMI 非肥胖者定义为单纯中心性肥胖，BMI 肥胖且腰围肥胖的定义为复合型肥胖，通常来讲复合型肥胖意味着更高的内脏脂肪含量及更高的心血管病患病风险。曾有一项针对扬中市 40 ~ 69 岁居民进行的横断面研究显示，超重、肥胖等均是血压异常的独立危险因素，其中复合型肥胖相较于单一肥胖而言患高血压的风险更高。我国的一项 BMI 与血压水平的前瞻性研究发现，随着 BMI 升高，血压逐渐上升，高血压的发生风险逐渐增加，超重、肥胖人群的发病风险较正常人群高。因此在临界性高血压的防治中应重点关注超重、肥胖人群，尤其是复合型肥胖人群，严格的体重管理对控制血压有积极意义。

目前超重与肥胖导致高血压的机理尚不能完全清楚，但可能与肾素 – 交感神经系统、肾素 – 血管紧张素 – 醛固酮系统、钠尿肽系统、腹膜内与腹腔内脂肪过度聚集引起的肾脏压迫，以及这些系统与免疫系统之间相互介导的内皮功能障碍等有关。超重、肥胖会导致上述机制的失调，引起血压升高，导致临界性高血压的发生，危害患者健康。

（四）吸烟与饮酒

吸烟是心血管病发生的独立危险因素，大部分观点亦认为吸烟也是临界性高血压的危险因素。有研究显示临界性高血压人群的吸烟比例高于正常血压人群，即使是偶尔吸烟也能增加临界性高血压的发生率。既往研究对吸烟与血压的关系尚未有完全的定论，吸烟引起血压升高的可能潜在机制为吸烟导致血管收缩、心率加快而引起血压急剧升高；此外香烟中含有的尼古丁具有肾上腺素能激动剂的作用，会促进体内局部和全身的儿茶酚胺释放，亦会引起抗利尿激素的释放，引起小血管收缩，血压上升；长期吸烟也会引起血管内皮功能障碍，加速血管老化的进程，导致心血管病的发生。

目前国内外的研究对饮酒与临界性高血压的发生率的关联性尚未有准确的定论，但大多数研究表明，少量饮酒对血压的升高并无显著影响，但长期、大量的酒精摄入会导致血压的慢性升高。我国绝大多数男性居民具有长期饮酒及嗜好烈性酒的习惯，特别是北方、寒冷地带居民，应重视饮酒对血压的影响。酒精升高血压的机制尚未完全明确，但可能与交感神经兴奋、抑制血管收缩物质的合成和释放导致血压升高相关。在长期大量饮酒的人群中，控制每日酒精的摄入可以显著降低血压，以此可以推测大量酒精摄入是导致临界性高血压的危险因素之一。因此吸烟和过量饮酒是临界性高血压的危险因素之一，应积极改善生活方式，通过各种手段戒烟限酒以维持血压在正常范围内，降低高血压及其他心脑血管疾病的发生风险。

（五）代谢性因素

随着人民生活水平的提高，高血压和代谢性疾病的发病率逐渐上升，近些年研究发现，临界性高血压与糖类、脂肪、尿酸等的代谢异常相关，代谢性因素亦是临界性高血压的危险因素之一。

1. 临界性高血压与脂代谢异常

脂代谢异常通常表现为血液中的脂质及其代谢物含量的异常，通常由于脂质代谢紊乱引起脂质的过氧化反应，导致动脉粥样硬化、动脉弹性减弱、外周阻力升高从而引起血压上升，是心血管病的重要危险因素，亦是临界性高血压的危险因素。脂代谢异常在增加心血管意外的发生率及死亡率的同时，会累及肾脏，造成肾小球硬化，引起肾功能的异常。现代研究发现，临界性高血压人群中，高脂血症的检出率明显高于正常血压人群，约有超半数的人合并有脂代谢异常。在脂代谢异常中，高甘油三酯血症最为常见，混合型高脂血症、高胆固醇血症次之，且不同类型的脂代谢异常存在性别的差异，女性人群高胆固醇血症最为明显，男性群体高甘油三酯血症最为明显。出现性别差异可能与女性雌激素的含量相关，因此脂代谢异常不仅是临界性高血压的危险因素之一，且存在性别差异。

2. 临界性高血压与糖代谢异常

大量临床研究表明，临界性高血压与血糖代谢异常相互影响。糖代谢异常是已被证实的心血管病独立危险因素。我国糖尿病患病率约为9.3%，糖耐量异常人群已达6000万。我国一项横断面研究显示，临界性高血压人群中糖代谢异常有很高的聚集性，提示糖代谢异常可能是临界性高血压的危险因素之一。目前血压升高和糖代谢异常之间作用的机制尚且存在争论，但多数学者认为血糖升高通过影响自主神经系统调节、水钠潴留、氧化应激、高胰岛素血症等途径促进血压升高，胰岛素抵抗是糖代谢异常的中心环节。胰岛素抵抗、高胰岛素血症促进促炎细胞因子的合成与释放，导致血管内皮功能损伤、血管硬化、血压升高。此外胰岛素抵抗亦会导致体内多种代谢障碍，促进肥胖、高脂血症等的出现，亦会加重血压的波动及升高。

3. 临界性高血压与尿酸代谢异常

尿酸水平升高是近年来发现的新型心血管病危险因素。一项 Meta 分析证实，血尿酸升高程度与临界性高血压风险呈正相关。日本的一项对国内 3582 例高血压患者进行回顾性研究发现血尿酸升高水平与临界性高血压人群发展成为高血压密切相关，高尿酸血症患者 5 年内高血压发生率显著高于非高尿酸血症患者。我国学者亦发现随着血尿酸水平的升高，临界性高血压的发生风险增加，对于高血压前期合并高尿酸血症患者进行降尿酸治疗可适当降低血压，延缓高血压的进展。目前，血尿酸水平升高导致血压升高的机制尚未完全明确，但有研究表明可能与以下因素有关：①激活 RAS 系统，激活炎性反应、氧化应激等，致使血管硬化、血压升高；②血尿酸水平升高增加胰岛素抵抗，抑制胰岛素诱导血管内皮生成 NO，损伤血管内皮；③血尿酸直接抑制血管内皮生长因子诱导产生 NO，致使血管内皮受损，导致血压升高及肾脏损害。

因此，代谢性因素是导致临界性高血压的重要危险因素。为了减少临界性高血压的发生、延缓临界性高血压转换为临床高血压的进程、预防及降低心血管病的发生风险，应预防性地筛查代谢性疾病，针对代谢性疾病进行药物、生活干预，以保持血压水平的正常，降低相关疾病的发生风险。

（六）阻塞性睡眠呼吸暂停低通气综合征

阻塞性睡眠呼吸暂停低通气综合征（obstructive sleep apnea hypopnea syndrome，OSAHS）是临床上常见的睡眠呼吸疾病，患者在睡眠时上呼吸道扩张肌的活动减少、上呼吸道狭窄、打鼾和气流减少，从而引起低通气，气流完全阻塞时可引起呼吸暂停。调查研究发现 OSAHS 人群中高血压患病率远高于普通人群，约有一半以上的人患有高血压，是引起高血压的危险因素之一，亦为临界性高血压的危险因素。我国学者的调查研究显示，患有 OSAHS 的患者血压随着 OSAHS 的严重程度而上升，具有剂量依赖关系；每小时睡眠呼吸暂停增加发作 1 次，高血压的发生概率约增加 1%，血氧饱和度每下降 10%，高血压的发生概率约增加 13%。

OSAHS 引起血压升高的机制尚未完全明确，但可能与以下因素有关：①OSAHS 患者夜间睡眠时间歇性缺氧，低氧与二氧化碳潴留刺激交感神经中枢，交感神经活动增强引起血压升高；②OSAHS 患者反复缺氧－复氧刺激血管内皮活性氧、炎性因子及血管活性物质的释放，导致血管内皮损伤及功能障碍；③睡眠结构紊乱激活肾素－血管紧张素－醛固酮系统，从而引起血压波动。

（七）心理应激

临界性高血压是一个进行中的状态，存在相对稳定和不稳定两种时期，稳定状态受到不良因素的刺激会发展成为不良状态，继而表现出头晕、头痛等症状，继而进展为临床高血压。目前研究表明，部分人群长期处于明显的焦虑、抑郁等心理应激状态，常会引起神经、内分泌功能的紊乱，从而造成血压的波动和升高，是临界性高血压的促发因素。临界性高血压人群普遍存在焦虑、抑郁、易怒、紧张等精神问题，甚至贯穿高血压的发生发展过程中，不良情绪会对血压水平产生不利影响，血压水平过高亦会加重焦虑、抑郁、紧张等不良情绪，两者相互作用、相互影响。更年期女性常伴有焦虑、抑郁等情绪，此类人群中临界性高血压有较高的发生率。一项研究曾对临界性高血压患者进行分组并实施心理干预，其中实施心理干预组患者焦虑抑郁情绪明显改善，且血压水平改善更为理想，达到理想治疗效果。

心理应激引起临界性高血压的原因可能与不良情绪使机体神经系统长期处于应激状态，自主神经紊乱，交感神经兴奋性增强，血管收缩，引起血压升高相关；亦可能与不良刺激激活神经－内分泌－免疫系统，产生相应的刺激因子侵蚀血管内皮细胞，造成血管内皮损伤，最终导致血管硬化引起血压升高等相关。因此，保持良好的情绪，通过适当的方式减轻压力，加强对临界性高血压人群的心理疏导，开展压力管理，减少不良心理应激，对维持该人群血压的稳定具有积极意义。

（八）性格特点

临床工作中也发现，同样的心理应激因素有的人就容易产生焦虑、抑郁等情绪障碍，进而引起血压波动，但有的人受到心理应激因素的影响就小，这其中有个非常重要的中介因素，就是人们的性格特点。

有研究表明 A 型性格与高血压的发生关系十分密切。A 型性格的人由于一系列的紧张积累，极易导致心血管病，甚至可能因发生急性心肌梗死而猝死。有统计表明，85% 的心血管病与 A 型性格和行为有关。同样，也有研究表明，A 型性格与高血压的发生密切相关。有关专家认为，其原因是 A

型性格能激起特殊的神经内分泌机制，使血液中的脂蛋白成分改变，血清胆固醇和甘油三酯平均浓度增加，导致冠状动脉硬化，从而成为引起血压升高的危险因素。

除上述公认的主要危险因素外，临界性高血压的发生亦与家族遗传、居住地、受教育程度等相关。

总之，为有效降低心血管病及心血管不良事件的发生，有效控制高血压的发生及发展，应将高血压防控的关口前移，及早认识到临界性高血压的危险，对其进行系统而有效的控制，为实现健康中国提出的目标任务奠定坚实的基础。

六、临界性高血压的治疗

现代医学治疗包括非药物干预与药物干预两方面。

非药物干预是高血压治疗的基石，其效果已得到研究证实及国内外多项指南的推荐，包括饮食、运动、心理、综合健康管理等多个方面，我们将在第五章详细展开讨论。药物干预在临界性高血压现代医学治疗方案中的地位一直是一个富有争议的话题。由于某一治疗手段或者方法的应用需要扎实的临床试验提供可靠的证据支撑，而目前关于临界性高血压的临床研究相对较少，因此研究者们尚未就该话题达成共识。开展此类临床研究的困难之处包括两方面：一是研究需要更大规模及更长的追踪时间，因为相较于其他心血管病，临界性高血压的绝对风险低，观测到终点事件需要更大的群体基数及更长的时间；二是参与研究的受试者依从性更差，因为临界性高血压患者在临床症状不明显的情况下接受药物干预的意愿相对更低，尤其是在较长的研究周期中。

总而言之，在更多证据出现之前，积极完善血压监测，采用风险分层、以患者为中心的方法，综合中西医疗法，在生活方式和药物干预之间实现知情、安全和有效的平衡，是当前预防高血压和心血管病发生的最佳方案。

（杨玉涵　仝　彤　操　蕾　姚魁武）

第二节　中医对临界性高血压的认识

本节对临界性高血压进行中医病名考辨及中医病因病机梳理，探讨临界性高血压的中医辨证论治思路，同时分析中医药治疗临界性高血压的优势与不足。

一、临界性高血压的中医病名考辨

受历史条件制约及认识疾病的思维模式的影响，在古代并没有测量血压的方法，中医学亦无"临界性高血压"的病名。然而，中医学结合大量临证经验，根据症状、体征、发病特点、病程演变等方面认知疾病，认为古代文献中记载的"眩晕""头痛""风眩""肝风""肝阳""脉胀"等相关描述与临界性高血压的临床表现相似。

临界性高血压人群出现高血压相对应的临床症状者可归属于中医"眩晕""头痛"范畴，对于未出现相关临床症状者可归属于"未病""逸病"范畴。

（一）眩晕

眩晕，指由于情志、饮食内伤、体虚久病、失血劳倦及外伤、手术等病因，引起风、火、痰、瘀上扰清窍，或精亏血少、清窍失养，以头晕、眼花为主要临床表现的一类病证。（注：眩即眼花，晕指头晕，两者常同时并见，故统称为眩晕。其轻者闭目可止；重者如坐车船，旋转不定，不能站立，或伴有恶心、呕吐、汗出、面色苍白等症状。）

（二）头痛

头痛，亦称头风，指由于外感或内伤，致使脉络拘急或失养，清窍不利所引起的以头部疼痛为主要临床特征的疾病。（注：头痛既是一种常见病证，也是一个常见症状，可以发生于多种急慢性疾病过程中，有时亦是某些相关疾病加重或恶化的先兆。）

（三）未病

未病，指当前还未发病、传变、恶化或者复发，但将来可能或很快就会发病、传变、恶化或者复发。未病所表现的状态即为未病状态。未病状态可以分为广义和狭义两个层面：广义的未病状态包括无病状态、欲病状态、已病未变状态、瘥后未固状态；狭义的未病状态主要指欲病状态，是疾病将要发生而尚未发生之前的状态。在欲病状态下，人体疾病虽未形成，但有向疾病发展的趋势。

（四）逸病

逸病，指因过度悠闲、怠惰、放纵所致的疾病，常与饮食不节、久坐少动、情志失和等因素相关。《黄帝内经》曰："逸者，安逸不劳也。"《汉语大词典》释义为："逸，闲适安乐，浮靡。逸病，称懒病，症状为无精打采，懒洋洋的样子。"现代医学将逸病与肥胖、高血压、糖尿病、高脂血症、脂肪肝、代谢综合征等关联。

（五）其他

现代有学者提出将血压升高导致的系列疾病参考中医"脉胀"进行论治，参考《灵枢·胀论》所载："营气循脉，卫气逆为脉胀"，从血脉辨证入手调理血脉、疏通气血，或许可指导中医药临床治疗，并有望成为中西医结合新的立足点。还有学者认为临界性高血压符合中医学治未病理论中的"前病未病态"，应归于"隐证"，虽未达到高血压的诊断标准，但存在亚临床症状和心、脑、肾等靶器官损害。在临床实践中，临界性高血压患者若符合收缩压 120~139 mmHg 和（或）舒张压 80~89 mmHg 的诊断标准，且合并有眩晕、头痛等症状时，可参考中医眩晕病、头痛病论治，这对于评价及提高中医药治疗临界性高血压的疗效有较为积极的推进作用。但此种诊断也具有一定的局限性，一方面临床实际中眩晕与头痛等症状并非都由血压升高引起，亦可能由于其他疾病引发，或此二症状并非主症，此时若直接将临界性高血压参考中医眩晕病、头痛病辨治则有失妥当；另一方面，当临界性高血压患者没有明显的躯体症状，或出现了一系列相互关联性不强的复杂症状或体征时，很难与中医某一确切病名对应联系，临床医师可考虑加强辨证而不强求精准辨病，核心要点在于抓住临界性高血压的病因病机，切机论治。

二、临界性高血压的病因病机学说

（一）历代医家对临界性高血压病因病机的认识

1. 秦汉重视风邪、正虚、痰饮浊邪致病

秦汉时期对临界性高血压所涉及中医疾病的病因病机认识主要记载于《黄帝内经》与《伤寒杂病论》两部经典著作。《黄帝内经》大致从外邪致病、肝风内动、气血冲逆、脑髓不足等方面分析病机，尤其重视风邪、正虚致病。《黄帝内经·素问》云："伤于风者，上先受之。""气上不下，头痛巅疾。"脑为髓海，髓海不足，清空失养，可导致眩晕、头痛、耳鸣等疾病，如《灵枢·海论》云："髓海不足，则脑转耳鸣。"此外，《灵枢·胀论》记载："其脉大坚以涩者，胀也……厥气在下，营卫留止，寒气逆上，真邪相攻，两气相搏，乃合为胀也"，指出脉胀是营卫气血的病变。

《伤寒杂病论》则对于正虚、痰饮浊邪导致眩晕、头痛等巅疾的"因 – 机 – 证 – 治"进行了较为系统地论述，一定程度上填补了《黄帝内经》的不足。宋本《伤寒论》第1条："太阳之为病，脉浮，头项强痛而恶寒"，即论述了外感风邪头痛。随后又论述了失治后阳气损伤、升发无力，阴津耗伤不能敛阳、虚阳浮越所致的眩晕，如《伤寒论》第93条："太阳病，先下而不愈，因复发汗，以此表里俱虚，其人因致冒。"痰饮浊邪亦是重要的致病因素，一方面停聚阻滞气机致清阳不升；另一方面可上蒙清窍，如《伤寒论》第67条："伤寒，若吐、若下后，心下逆满，气上冲胸，起则头眩"，《金匮要略·痰饮咳嗽病脉证并治》"心下有支饮，其人苦冒眩"。

2. 魏晋隋唐沿袭风、痰之论，重视饮食致病因素

魏晋隋唐医家对眩晕、头痛等病证的研究基本沿袭《黄帝内经》"诸风掉眩""上虚则眩"的相关理论，进一步发展风、痰致病的病机理论。隋唐医家巢元方、孙思邈与王焘认识眩晕主要从"外风"立论。《诸病源候论·风头眩候》首次提出了"风邪入脑"的理论："风头眩者，由血气虚，风邪入脑，而引目系故也。"《外台秘要》曰："体虚，阳经脉为风所乘，发为头风，头风日久不瘥，风邪入脑。"孙思邈首次提出内风致病之论，指出"风眩"之病既有因脏腑虚损、正虚复加"外风"侵袭致病，又有因"心气不定、胸上蓄实"所致。

巢元方提出痰水互结可致眩晕，风痰相结上冲于头可引发头痛，病久则邪气入脑等理论。孙思邈补充了痰热致眩之论，认为痰热互结可致动风，风动则致眩，其《备急千金要方》曰："痰热相感而动风，风心相乱则闷瞀，故谓之风眩。"

另外，巢元方在其《诸病源候论》中，首次提出了饮食和生活方式在眩晕类病证中的致病作用，指出若过食滋腻厚味、过度饮酒房劳，则助湿生热、上蒙清窍而发病。如《诸病源候论·虚劳骨蒸候》所描述"脑蒸"之症为"头眩闷热"，述其病因多由"热病患愈后，食牛羊肉及肥腻，或酒或房，触犯而成此疾"。此论述对后世临界性高血压危险因素的认识有积极意义。

3. 宋金元重视痰、火作祟，重视从脾胃论治

宋金元时期百家争鸣，流派竞起，"眩晕"病名始见于陈言《三因极一病证方论》，《全生指迷方》首次将眩晕作为独立病证专门论述，并将其分为风眩、痰眩、气眩、劳风4类，《严氏济生方》著有"眩晕"门，认为六淫外感、七情内伤皆可致病。

易水学派与河间学派结合各家学说对头痛、眩晕类病证进行理论创新，对临证有指导意义。各学派有从火热立论，从风火兼化致眩、痰火郁滞头痛等角度论述，治法强调清热祛风；有从痰立论，辨析湿痰、火痰、风痰，如朱震亨提出"无痰则不作眩"之说，强调湿痰、火痰在发病中的重要作用；还有从脾胃立论，重视饮食不节致病，如李杲强调脾胃的重要性，认为痰浊上逆是重要病机，而痰浊源自脾胃内伤。这一时期，从痰论治、重视脾胃的理论渐成体系，进一步开阔了中医药诊治临界性高血压的视野。

4. 明清重视虚实分治，瘀血理论发微，参辨体质

明清时期，病证结合辨治的相关理论日臻完善。首先，以明代医家王肯堂与张介宾为首的医家们认为头痛病程发展体现了病机虚实，临床强调明辨外感与内伤。《证治准绳·头痛》云："浅而近者名头痛……深而远者为头风"，《景岳全书·头痛》亦云："凡诊头痛者，当先审久暂……盖暂痛者，必因邪气；久病者，必兼元气"，说明了临床应重视病程分析，指出病程与病势是邪气与正气斗争进退的外在表现，病程长短可体现头痛病证的虚实病机。

这一时期关于头痛的外感与内伤病因的归纳总结已较为完备。清代医家郑钦安曰："头痛一证，有从外而入者……风、寒、暑、湿、燥、火六客之邪干之也"，而清代秦景明详述内伤头痛病因："或元气虚寒，遇劳即发；或血分不足，阴火攻冲……皆能上冲头角，而成内伤头痛"，此类论述与现代中医对头痛的认识十分相近。

其次，医家们主张从虚实二端分论眩晕，强调"无虚不作眩"。明代徐春甫《古今医统大全》分论眩晕之虚实，认为虚者有气虚、血虚、阳虚之分；实者有风、寒、暑、湿之别。明代徐彦纯、刘宗厚所撰《玉机微义》对眩晕证"上盛下虚"进一步发挥，补前人之未备。强调因虚致眩的代表医家为明代张景岳。张景岳所言"眩运一证，虚者居其八九，而兼火兼痰者，不过十中一二耳"，实际上是对刘完素主火、朱震亨主痰眩晕说的进一步补充。

除此之外，明代虞抟在《医学正传》中提出了瘀血致眩，并详述了眩晕脉法："胸中有死血迷闭心窍而然……脉法：左手脉数，热多。脉涩而芤，有死血。右手脉实，有痰积。脉虚大，必是久病。左手人迎脉，缓而浮大者，属风"。清代王清任倡导瘀血之说，创立血府逐瘀汤治疗头痛顽疾。徐春甫《古今医统大全》曰："肥人眩运，气虚有痰。瘦人眩运，血虚有火。伤寒吐汗下后，必是阳虚"，阐明眩运之病宜审三虚，强调了体质在眩晕发病中的重要地位。

部分医家还认识到眩晕与卒中之间有着一定的内在联系。如朱丹溪云："眩运乃中风之渐"，虞抟《医学正传》言："眩运者，中风之渐也"，华岫云在《临证指南医案·眩晕门》中明确指出："此症之原，本之肝风；当与肝风、中风、头风门合而参之"，这些皆可以看作临界性高血压并发症的早期认识。

（二）近现代中医对临界性高血压病因病机的认识

近现代中医认为，临界性高血压人群出现高血压相对应的临床症状者可归属于中医"眩晕""头痛"范畴，对于未出现相关临床症状者可归属于"未病""逸病"范畴。发病多与情志失调、饮食不节、劳逸过度、禀赋不足、体质因素等有关。发病机制可概括为风（肝风）、火（肝火、肝阳）、痰（痰湿、痰火）、虚（肝肾阴虚）、瘀（血瘀）、气（气滞、气逆）六个方面，与肝、脾、肾密切相关。

1. 病因与发病

（1）情志失调：情志是指七情与五志，包括人的情感、情绪、认知等，是精神活动的一部分。《素问·天元纪大论》云："人有五脏化五气，以生喜怒思忧恐"，此七情分别为五脏所主，若长期情志过极或不遂，可致脏气内伤、阴阳平衡失调、气血津液输布不利，如宋代陈言在《三因极一病证方论·眩晕证治》中曰："喜怒忧思，致脏气不行，郁而生涎，涎结为饮，随气上厥，伏留阳经，亦使人眩晕呕吐，眉目疼痛，眼不得开。"

从情志方面来说，临界性高血压发病以肝为主，与心、脾等相关。长期情志失调，肝气郁结、郁久化火，甚则灼伤脉络，瘀血内生；而肝火又耗损阴津，可致肝阳上亢、上实下虚等证；或肝气横逆犯脾，中焦运化失司，痰湿浊邪内生，肝风、肝火兼夹痰瘀浊邪上扰清空，故而发病。

（2）饮食不节：饮食是人体摄取营养并维持生命活力最基本的生存活动，水谷主要靠胃的受纳、腐熟及脾主运化的功能转化为精微物质。但过饱过饥、饮食无时、饮食偏嗜或饮食不洁等不良习惯易损伤脾胃，甚则累及其他脏腑。

临界性高血压受饮食不节的影响较为常见，其中与嗜食肥甘、烟酒无度、摄盐过量尤其相关。《症因脉治·眩晕总论》中说："饮食不节，水谷过多，胃强能纳，脾弱不能运化，停留中脘，有火者则煅炼成痰，无火者则凝结为饮。中州积聚，清明之气窒塞不伸，而为恶心眩晕之症矣。"烟酒无度日久则烟毒、酒毒之邪蓄积体内，入腑入络损伤机体，易与痰、湿、瘀等邪气胶结，阻滞气机、升清降浊不利、影响血脉通利，因而可发为眩晕、头痛、脉胀等多种病证。盐，咸苦而涩，苦入心，咸入肾。过食咸盐，久则损伤心、肾，且苦易化燥，耗伤阴血。《素问·五脏生成》曰："多食咸，则脉凝泣而变色"，脉道不利，可发为脉胀等病证，表现为血压升高等症状。

（3）劳逸过度：正常的劳动和体育锻炼有助于气血流通、增强体质，正所谓"流水不腐，户枢不蠹"；必要的休息，则可以消除疲劳，恢复体力和脑力，维持人体健康。劳逸过度包括过劳和过逸两个方面，二者皆可导致脏腑阴阳失调，气血功能紊乱。

过劳伤气，劳力过度、劳神过度、房劳过度皆可伤及人体正气。劳力过度及劳神思虑过度易伤脾气，聚湿生痰，上扰清窍，同时劳则气耗，气虚无力推动血液运行，可致血脉不利；房劳损伤肾气、肾精，可导致肝肾亏虚，肝阳上亢，痰瘀浊邪可与肝风、肝阳搏结致病，上犯清窍、扰动阳气，导致脑系病证或脉胀等病，可表现为血压升高。过逸者，气血运行不畅，脾胃功能受损，气血生化减少，痰瘀浊邪内生，出现食少、精神倦怠、肢体软弱等症状，即《素问·宣明五气》所载："久卧伤气"，精微清气濡养脑窍不足，则亦可发为眩晕、头痛等病证，加之痰瘀日久入络、郁而化火，亦可发为脉胀。

（4）禀赋不足：属于先天因素，是人体在胎儿时期因母体或家族遗传导致疾病的因素，通常与肾关系最为密切，且多为虚证。肾为先天之本，藏精、主骨、生髓，而肾之精气强弱秉承于父母。表现为血压升高的一类疾病在发病方面有明显的家族聚集现象，也体现出先天禀赋对临界性高血压的影响。肾之不足，有阴阳之分，亦有阴阳偏颇不甚显著的肾气不足、肾精亏虚。肾阳不足者，温煦气化失司，脏腑功能减退，易致使痰湿浊邪内生；肾阴亏虚者，精血津液不足，濡养、凉润功能降低，阴不制阳，易致脉络失养，血脉流利失司，阳亢亦可化火生风。痰湿浊邪及风火之邪均可上扰清窍而发病。

（5）体质因素：体质是脏腑精气血阴阳之偏颇和功能活动的差异。目前应用比较广的是阴阳分类法，大致把体质划分为阴阳平和质、偏阳质、偏阴质，体现阴阳偏盛、偏衰的区别。

体质偏颇与发病趋向有关。体质不同，临界性高血压的易感性也不同。阴阳平和质是强健壮实、功能协调的体质类型，此类体质者不易发病，即使发病也大多病情较为轻浅，及时干预治疗，纠正阴阳之偏颇后，疾病向愈。因此，属平和质的临界性高血压患者应积极进行生活方式干预，有时可不药而愈，早治疗也有助于控制疾病进程，避免出现相关并发症。偏阳质是指具有亢奋、偏热、多动等特性的体质类型，内伤杂病多见火旺、阳亢或兼阴虚之证，若调养不当，操劳过度，思虑不节，纵欲失精，嗜食烟酒、辛辣，易加速阴伤，发展演化为阳亢、阴虚、痰火等病理性体质，容易发生眩晕、头痛、心悸、失眠及出血等病证。偏阴质是指具有抑制、偏寒、多静等特征的体质类型，偏阴质多因先天禀赋不足，或平素偏嗜寒凉损伤阳气，或久病、年老阳衰等而形成，此种体质类型的人，对寒、湿等阴邪具有易感性，病邪易从阴化、寒化、湿化，内伤杂病多见阴盛、阳虚之证，容易发生湿滞、水肿、痰饮、瘀血等病证。

（6）其他：人与自然环境具有统一性。六气是指自然界存在着风、寒、暑、湿、燥、火六种正常的气候变化，六气年复一年的运行变化决定了一年气候的不同，四时气候有春温、夏热、秋凉、冬寒的变化规律，人体的生理活动也会随之进行适应性调节，从而与六气变化相适应，正如《素问·宝命全形论》说："人以天地之气生，四时之法成。"在临床实践中发现，人体血压具有季节性波动的规律，而当自然界气候异常，如极寒天气或炎热高温持续等情况，可能导致部分人群血压异常波动，也会成为临界性高血压发病因素。

2. 病机

在梳理历代医家对临界性高血压相关中医疾病的认识后，我们结合文献学习，进行了基于德尔菲法的临界性高血压中医证候特征及现代常见危险因素的研究。我们展开了四轮专家问卷调查，依据专家意见，对其反馈数据运用描述分析、可靠性分析、探索因子等统计学分析方法，得出如下结果：①临界性高血压中医病因按照常见程度由高到低排序，依次是情志失调、劳逸失衡、饮食不节、体质禀赋、年高肾亏。②临界性高血压中医证候要素按照常见程度由高到低排序，依次是痰浊、阳亢、气滞、肝风、火热、阴虚、血瘀、湿热、气虚、水饮、阳虚。③临界性高血压中医各证型按照常见程度由高到低排序，依次是痰浊内阻证、肝阳上亢证、痰瘀互结证、肝郁气滞证、阴虚阳亢证、无证型、肝肾亏虚证、肝胆湿热证、阴阳两虚证。④临界性高血压现代危险因素按照常见程度由高到低排序，依次是高盐饮食、工作压力、体重指数、睡眠障碍、饮酒、家族史、年龄、缺少运动、吸烟、阻塞性睡眠呼吸暂停低通气综合征、血脂异常、血糖异常、高同型半胱氨酸、高尿酸血症、性别、超敏 C 反应蛋白。

综上所述，临界性高血压初病多表现为实证，以气机不调为主要病机，病位多在肝脏；疾病进展，津液精血等有形物质化生或输布不利，痰瘀浊邪内生，多表现为虚实夹杂之证，病位可涉及脾、肾等脏；病久多虚、多瘀，以肝肾亏虚之证尤多。《临界性高血压中医诊疗指南》将此病发病机制概括为风（肝风）、火（肝火、肝阳）、痰（痰湿、痰火）、虚（肝肾阴虚）、瘀（血瘀）、气（气滞、气逆）六个方面，与肝、脾、肾密切相关。

三、临界性高血压的辨证论治

辨证论治是中医学认识疾病和治疗疾病的基本原则，分为辨证和论治两个阶段，具体内容为分析、辨别证候及讨论、确定治疗原则和方法。辨证是论治的前提和依据，论治亦是检验辨证是否准确的途径。对临界性高血压进行精准、系统地辨证，进而据证施治，对于提高中医药治疗临界性高血压的疗效具有非常关键的作用。临界性高血压的辨证论治具体可参考由中华中医药学会 2022 年发布，中国标准出版社出版的《临界性高血压中医诊疗指南》。

（一）临界性高血压的辨证分型思路

临界性高血压相对于高血压来说，病情较轻浅且具有一定可逆性，一般发病时间较短。现代社会生活条件改善，生活习惯、饮食结构改变，社会环境等因素对人体生理、病理的影响愈加显著。因此，临界性高血压需注意辨识病因，贯彻中医治未病思想，参辨体质，围绕病证结合的临床思维，将辨病、辨证与辨体质有机结合。临床首先以审证辨病为出发点，病名精确者以病统证，病名宽泛者以证统病，并注重体质辨识对辨病、辨证的影响，力求对临界性高血压患者进行精准、系统地辨治。

（二）临界性高血压的辨证分型与治法方药

由中华中医药学会 2022 年发布，中国标准出版社出版的《临界性高血压中医诊疗指南》总结出痰湿内阻证、肝阳上亢证、肝郁气滞证、痰瘀互结证、肝肾亏虚证 5 个证型，现将其治法方药简述如下，具体诊断标准及方药运用在本书的后续章节详细论述。

1. 痰湿内阻证

治法：燥湿祛痰，健脾和胃。

方剂：半夏白术天麻汤加减（《医学心悟》）。

中药推荐：制半夏，天麻，茯苓，橘红，白术，炙甘草。

2. 肝阳上亢证

治法：平肝潜阳，滋养肝肾。

方剂：天麻钩藤饮加减（《中医内科杂病证治新义》）。

中药推荐：天麻，钩藤，石决明，栀子，黄芩，川牛膝，炒杜仲，益母草，桑寄生，夜交藤，茯神。

3. 肝郁气滞证

治法：疏肝理气，清利胆火。

方剂：柴胡疏肝散加减（《景岳全书》）。

中药推荐：陈皮，柴胡，川芎，枳壳，白芍，香附，炙甘草。

4. 痰瘀互结证

治法：祛痰化瘀，活血通络。

方剂：半夏白术天麻汤合桃红四物汤加减（《医学心悟》《医宗金鉴》）。

中药推荐：制半夏，天麻，茯苓，橘红，白术，炙甘草，桃仁，当归，熟地黄，白芍，川芎。

5. 肝肾亏虚证

治法：滋养肝肾，养阴填精。

方剂：左归饮加减（《景岳全书》）。

中药推荐：熟地，山药，枸杞子，炙甘草，茯苓，山萸肉。

（三）临界性高血压的中医其他疗法

临界性高血压的早期诊治十分关键，是中医既病防变的治未病思想体现，有助于延缓临界性高血压进展为高血压或出现心脑血管疾病等并发症。此类慢性非传染性疾病具有长期性、反复性、预后及疗效不确定性、需要多种护理服务等特点，为我国居民健康与社会经济带来巨大挑战与负担。因此，将此类慢性病防治关口前移有助于减轻患者、家庭、社会的医疗经济负担。临界性高血压的治疗方案应当融入三因制宜思想，综合应用各种治疗方式，力图达到更好的治疗效果。中医疗法多样，具有简、便、验、廉的优势，并具备较高的民众接受度，可灵活应用于临床实际。如适时应用剂型更加方便的中成药或代茶饮有利于提高患者依从性，而针刺、灸法、耳穴压丸、传统功法等非药物治疗亦有助于缓解症状、调节患者体质、改善患者生活方式，在一定程度上可适应不同患者对治疗方式的要求，对于推进医患合作的临界性高血压疾病管理模式有积极意义。

四、临界性高血压中医诊疗的优势与不足

（一）中医诊疗优势

中医药治疗临界性高血压无论在一级预防、减少危险因素、改善症状、降低血压、提高生活质量，还是逆转靶器官损害方面，均具有独特的优势。由于临界性高血压的血压标准尚未达到使用化学药物的标准，因此现代医学对正常高值血压的治疗有一定的局限性。中医运用治未病理论，治疗贯穿整体观念，辨证运用中药方剂及非药物疗法，联合生活方式干预，具有综合调节的优势。我国高血压防治指南已将中医辨证论治和传统中医外治应用到高血压管理中，肯定了中医药的降压作用。《黄帝内经》曰："疏其血气，令其条达，而致和平。"可作为临界性高血压的调治原则，临床治疗将阴阳学说与气血理论结合，精准辨证论治，嘱患者通过调饮食、畅情志、慎起居等方面综合改善生活习惯，以增强机体对外界刺激的适应性，恢复阴阳气血平衡，从而使疾病向愈。

近半个世纪以来，中医药调治血压的相关研究与临床工作大量开展，取得了丰硕成果。众多文献资料表明，中医药治疗高血压具有有效性、安全性，在调节血压、稳定血压，尤其是在和缓平稳降压与改善相关临床症状等方面有明显优势。中医的非药物疗法在我国具有较为广泛的民众基础，现已被证实在降低交感神经兴奋性、降低中枢神经系统兴奋性、调节血压等方面具有一定疗效。综上所述，将中医治疗真正融入现代医学标准诊疗方案中有助于调整药量、减轻药物的毒副作用，二者协同增效，可进一步提高长远的疾病防治效果。

（二）中医诊疗不足

中医对临界性高血压的认识还需加强，尤其需提高中医对临界性高血压危害的认识，强化早期识别并积极干预的意识。其中，医患层面均需加强对临界性高血压的无症状群体的关注，"无症状"不等于"无危害"，医患需共同参与制定并执行血压管理治疗方案，以理想血压、健康生活为目标。此外，临界性高血压的临床疗效评价等方面的研究也面临一些挑战，疗效评价尚未形成更为系统规范的标准，缺乏远期疗效评价、终点事件等方面研究，相关随机对照试验较少，循证医学证据不足。未来还需通过文献整理、数据挖掘、流行病学研究、专家咨询等手段，完善中医对临界性高血压的认识，探索总结中医证候分布特点，将现代医学相关检验检查指标与中医证候进行有机联系，进一步为临床诊疗、科研学术提供参考。

（张笑霄　姚魁武　赵焕东）

中　篇

临界性高血压的中西医诊疗

第二章 临界性高血压的临床筛查与风险评估

第一节 临界性高血压的血压监测与辅助检查

一、血压测量及动态血压监测

机体的神经和内分泌系统共同参与了血压的产生和维持，因此机体血压水平会受到诸多因素的影响，如呼吸、情绪、运动、进食、吸烟、饮酒、体温和膀胱充盈情况等。此外，年龄、性别和昼夜节律也会影响血压水平。因此，测量血压时应注意这些内在和外在因素的影响。

1. 诊室血压测量

诊室血压测量（office blood pressure measurement，OBPM）指在诊室或医院内，由经过专业培训的医师、护士或技术人员采用台式水银血压计、自动或半自动血压计测量上臂肱动脉血压。由经过训练的医护人员采用经过认证的血压计和袖带柯氏音法测量的血压值是目前 OBPM 的标准值。OBPM 是目前最常用的血压测量方法，也是目前高血压诊断和降压疗效评估的标准方法。

（1）测量设备：首先，应选择一款符合计量标准的血压计。汞柱血压计曾经很常用，由于汞是一种重金属，许多国家因为环保已不再使用，但目前仍被用于电子血压计的校验和准确性评价。自动的示波法电子血压计已经成为血压测量的主要选择，电子血压计是利用现代电子技术与血压间接测量原理进行血压测量的医疗设备，有臂式、腕式、手表式之分。电子血压计需选择通过国际标准（国际标准化组织、欧洲高血压学会、英国高血压学会及美国医疗器械促进协会等）方案验证的电子血压计。

（2）袖带的选择：测量血压时应选择合适宽度和长度的袖带，袖带过窄或过短会导致血压值偏高；袖带过宽或过长会导致血压测量值偏低。应根据被测量者的臂围选择合适的袖带（表2-1）。大多数成年人可使用气囊长22~26 cm、宽12 cm的标准规格袖带（目前国内汞柱血压计的气囊规格：长22 cm，宽12 cm）。臂围大（>32 cm）者应使用大规格气囊袖带；儿童使用小规格气囊袖带；婴幼儿使用婴幼儿专用袖带。

表2-1　推荐袖带

臂围（cm）	气囊尺寸（cm）
22~26	12×22
27~34	16×30
35~44	16×36
45~52	16×42

测量时应将袖带缚在受测者裸露或穿薄层上衣的上臂，气囊应包裹80%~100%上臂，松紧合适，通常容1指，袖带下缘应在肘窝上2横指（约2 cm）处。

（3）体位的选择：在进行OBPM时，测量方式的不正确会影响血压测量值的准确性。常见的测量误区，包括：①使用未经校准的血压测量设备；②只进行一次血压测量；③患者测量前未经充分休息；④患者测量姿势错误（手臂与心脏不在同一水平，背部无支撑，腿部交叉，卧位或半卧位测量）；⑤袖带位置放置错误或尺寸不合适；⑥测量时与患者交谈。

正确的血压测量方式应遵循以下原则：OBPM的是静息状态下的血压，因此，应处于安静且舒适的室内环境下；测血压前被检查者应先排空膀胱，测量前30分钟内不剧烈活动、吸烟或喝茶；通常取坐位，测量坐位血压时，最好坐靠背椅，保持大腿与小腿成90°的夹角，伸出上臂支撑于桌上使上臂与心脏位于同一水平；在测量过程中受试者和测量者均应保持安静。

（4）听诊：如果使用汞柱或模拟汞柱血压计听诊测血压，应将听诊器听筒置于肱动脉搏动处，快速充气，使气囊内压力达到桡动脉脉搏消失后，再升高30 mmHg，然后以恒定速率（通常应保证每次心跳不超过2 mmHg）缓慢放气。在放气过程中仔细听取柯氏音，收缩压读数取柯氏音第 I 时相，即听诊第1音；舒张压读数取柯氏音第 V 时相，即听诊音消失。12岁以下儿童、妊娠女性、严重贫血、甲状腺功能亢进、主动脉瓣关闭不全等柯氏音不消失者，可以柯氏音第 IV 时相（变音）为舒张压。获得舒张压读数后，快速放气至零。使用汞柱血压计读取测量值时，读取值应精确到 2 mmHg，末位数值只能为 0、2、4、6、8，不能出现 1、3、5、7、9。

（5）时间间隔：因为血压是不断变化的，因此，应通过多次测量，确保测量的准确性。通常应测量血压较高一侧上臂的血压。因此，首次就诊，应测量左、右两侧上臂血压，之后测量血压时选择血压较高一侧上臂即可。每次测量血压，通常应测量 2 遍，相隔 30~60 秒，取 2 遍测量读数的平均值记录。如果收缩压或舒张压的 2 遍测量读数相差 5 mmHg 以上，应再次测量，取 3 次读数的平均值。

2. 家庭血压测量

家庭血压测量（home blood pressure measurement，HBPM）是指患者自己或者家庭成员在医疗单位外（一般在家里）测量血压，也可称为家庭自测血压。HBPM 是提高高血压知晓率和控制率的有效手段。测量在熟悉的家庭环境中进行，可避免 OBPM 的"白大衣效应"。同时，HBPM 可用于评估数日、数周甚至数月、数年中血压的长期变化情况或者降压治疗效应，有助于增强患者管理高血压的参与意识、改善患者的治疗依从性。

（1）测量方法：为了更好地利用 HBPM 指导临床实践，HBPM 需要按照规范正确的方法实施。欧洲高血压学会（ESH）指南对 HBPM 测量方法和注意事项进行了规范：①周围环境安静，适宜进行血压测量；②休息至少 5 分钟，30 分钟内无吸烟、浓茶和咖啡摄入；③坐位，坐靠背椅，伸出上臂支撑于桌上；④正确放置袖带位置；⑤保持静止、放松状态，双腿不得交叉，不进行交谈；⑥1~2 分钟进行重复读数。HBPM 的测量方法基本与 OB-PM 一致。

（2）监测方案：《家庭血压监测中国专家共识》中建议：家庭血压监测时，应每日早（起床后）、晚（上床睡觉前）各测量 2~3 次，间隔 1 分钟。初诊患者，治疗早期或虽经治疗但血压尚未达标或不稳定患者，应在就诊前连续测量 5~7 天；血压控制良好时，每周测量 1 天。共识推荐使用上臂式全自动电子血压计测量血压，不推荐使用腕式、手指式血压计和台式水银血压计。

（3）数据记录：如果血压计没有存储功能，测量完成后应将测量结果完整地记录在笔记本上，以备需要时使用。记录内容包括测量血压者姓名、测量日期与时间、收缩压、舒张压和脉搏。伴有精神焦虑、抑郁或擅自改变治疗方案的患者不建议进行 HBPM。

3. 动态血压测量

动态血压测量（ambulatory blood pressure measurement，ABPM）是指通过血压测量仪自动定时测量生活状态下的血压值，能较客观地反映受试者24 小时内的实际血压水平和变化情况。

（1）测量设备：ABPM 是由专门的动态血压计完成，和 OBPM 一样，应选择经过国际标准（英国高血压协会、美国医疗器械促进学会或 ESH）认证合格的动态血压计，大部分通过临床验证的血压计可在相关网站查询。在临床应用过程中，需要定期进行校准，以确保每台血压计在每个时间段的准确性。

（2）测量方法：动态血压计应由医务人员或技术人员按照操作规程为患者安装佩戴，并向患者说明和演示 ABPM 方法及注意事项。首先应选择大小合适的袖带。监测前，应先测量双侧上臂诊室血压，如果上臂血压相差 >10 mmHg，应选择血压高的一侧上臂进行动态血压监测；如果双侧相差 <10 mmHg，则可选择非优势臂进行监测。患者应正常活动，但要避免剧烈运动，并在袖带充放气时停止运动和说话，且保持手臂静止不动并与心脏在同一水平。一般要求患者填写动态血压监测日记卡，记录服用药物、吃饭、起床和睡觉时间，以及可能影响血压的症状和事件。对于存在如快速心房颤动或频发期前收缩等心律明显不规则的患者，动态血压记录可能不准确。

（3）监测方案：应尽可能确保监测时间 >24 小时，并且每个小时都有1 个以上血压读数。通常白天每 15 ~ 30 分钟测量 1 次，晚上睡眠时间每30 ~ 60 分钟测量 1 次。有效读数应在测定读数的 70% 以上，计算白天血压的读数 >20 个，计算夜间血压的读数 >7 个，可以认为是有效监测。如不满足上述条件，应重新进行监测。

（4）动态血压的适用人群：①诊室或家庭血压测量发现血压升高，怀疑"高血压"者，诊室血压的平均值在 1、2 级高血压范围内，即（140 ~ 179）/（90 ~ 109）mmHg。②确诊高血压并已接受降压治疗者，若 3 种药物治疗仍未达标，即多次测量诊室血压平均值仍≥140/90 mmHg，或家庭血压平均值≥135/85 mmHg。③确诊高血压并已接受降压治疗者，若血压已达标，即多次测量诊室血压平均值 <140/90 mmHg，但仍发生了心脑血管并发症，如脑卒中、心力衰竭、心肌梗死、肾功能不全等；或新出现了靶器官损伤，如蛋白尿、左心室肥厚（left ventricular hypertrophy，LVH）、腔隙性脑

梗死等；或靶器官损伤进行加重。④未服用降压药，诊室血压平均值＜140/90 mmHg，但家庭血压提示隐匿性高血压，即平均值＞135/85 mmHg；或诊室或家庭血压偏高，即平均值为（120～139）/（80～89）mmHg，并已出现了靶器官损伤，如蛋白尿、左心室肥厚、腔隙性脑梗死等，而并无糖尿病、血脂异常、吸烟等其他心血管危险因素者。

ABPM 诊断高血压的标准是 24 小时平均血压≥130/80 mmHg 和（或）白天≥135/85 mmHg 和（或）夜间≥120/70 mmHg。白天和夜间最好以动态血压监测日记卡所记录的起床和休息时间为准。如果未记录日常活动信息，也可根据固定时间段定义白天（8：00—20：00，共 12 小时）和夜间（23：00—5：00，共 6 小时）。新疆、西藏等西部地区可适当调整时间，如延后 1～2 小时。但目前临界性高血压的 ABPM 诊断标准仍未达成行业共识。

如果将 ABPM 与 OBPM 做对比，诊室血压升高，但动态血压正常，则可诊断为白大衣高血压；相反，如果诊室血压正常，但动态血压升高（无论白天，还是晚上），则可诊断为高血压。ABPM 除诊断高血压、发现白大衣或隐匿性高血压外，还对高危人群具有重要的风险预测价值：夜间血压的下降幅度、清晨血压的升高情况、相邻血压读数之间的变异情况及动态的动脉硬化指数等指标，可以帮助有经验的临床医师进行更全面的风险评估或做出更合理的预后判断。然而，这些指标尚未纳入常规临床应用。

4. 不同血压监测方式的优缺点

（1）OBPM

①优点：是高血压诊断和管理的基石，也是高血压临床研究的基础；较高的 OBPM 值可以预测不良心血管事件的发生。②缺点：单一的 OBPM 值并不能代替患者的真实血压值；患者对测量过程和环境（白大衣高血压）的精神反应可能会导致血压值的测量错误；而且 OBPM 无法测量患者日常活动和睡觉时的血压。

（2）HBPM

①优点：医师在场可能会使患者的血压有不同程度的升高，因此患者独自进行血压测量可能会使血压数值更准确；HBPM 使在一天当中进行数次血压测量，间隔数天、数周和数月进行多次血压测量成为可能；HBPM 测得的血压值有较好的可重复性，升高的 HBPM 血压值能够预测心血管病发病率及心源性、非心源性和全因死亡，预测价值比 OBPM 更好；HBPM 的花费较低，使得患者自己能够参与到高血压管理工作中，从而提高患者的治疗依从

性；当前的全自动电子血压计多具备存储功能，能够准确记录患者的血压值而避免患者报告偏倚的发生。②缺点：HBPM 也存在一些问题，如需对患者进行测量培训；部分患者可能会根据自测血压情况自行改变降压治疗方案或停止治疗；同样，HBPM 也无法对夜间血压值进行监测。

（3）ABPM

①优点：ABPM 能够获得比 OBPM 更多和更可靠的血压测量值，通过对患者 24 小时（甚至 72 小时内）血压的连续测量，可全面了解患者白天日常活动时和夜间休息时的整体血压水平和波动情况。既往研究表明，在对高血压患者预后的预测价值上，ABPM 获得的血压值优于 OBPM，尤其夜间血压水平可能是重要的不良预后预测指标。ABPM 对隐匿性高血压也具有诊断价值。此外，ABPM 能够减少高血压的误诊率，帮助鉴别白大衣高血压。因此，各国指南均推荐 OBPM 值高的患者进行 ABPM，在开始高血压药物治疗前应行 ABPM 检查。②缺点：ABPM 的主要缺点是普及尚不全面，基层医院多缺乏 ABPM 设备；ABPM 会对患者造成一定的不适感，尤其在夜间睡眠时袖带反复充气会影响患者睡眠；当前使用的 ABPM 多基于示波法原理，因此对于患有心律失常的患者，ABPM 的测量值可能并不准确。其他的缺点包括每次测得的血压读数可能欠准确，尤其在活动时；睡眠质量影响夜间血压读数；每小时血压均值的重复性较差；费用较高，很难长期频繁使用。

三种血压测量方式的比较：HBPM 平均值与 ABPM 平均值（白天）更接近。HBPM 值低于 OBPM 值。HBPM 的费用低于 ABPM，略高于 OBPM。HBPM 操作简便，优于 ABPM 和 OBPM。与 ABPM 相比，HBPM 的优点是使用方便，可多次测量，费用低廉，便于推广；主要缺点是不能在睡眠中测量血压。与 OBPM 比较，HBPM 的优点是可避免或筛查白大衣高血压，可发现隐匿性高血压，更全面反映血压水平及其波动情况，避免听诊和血压尾数误差，减少患者就诊次数，提高患者治疗依从性；缺点是不适合心房颤动等心律失常患者，个别患者可能有血压报告或记录偏差，可引起精神焦虑者的精神紧张或造成少数人擅自盲目调整治疗方案。

5. 特殊类型的血压测量

（1）少年儿童的血压测量：根据《中国血压测量指南》，通常推荐使用传统的袖带血压测量方法，成人测量血压的一般要求同样适用于少儿。采用标准的临床医用血压计测量，柯氏音第 1 音作为收缩压。儿童舒张压读数取柯氏音第Ⅳ时相（K4）还是第Ⅴ时相（K5），国内外尚不统一。成人取 K5

为舒张压，考虑到我国儿科教学和临床一直采用 K4 为舒张压，以及相当比例的儿童柯氏音不消失的状况，建议实际测量中同时记录 K4 和 K5。也有学者认为没有消失音的用 K4，有消失音的用 K5。

对于儿童高血压的诊断标准，2004 年美国国家高血压教育项目提出以收缩压、舒张压大于各年龄、性别组的第 95 个百分位数值（P_{95}）用于诊断儿童高血压，采用 P_{90} 和 P_{99} 作为诊断"正常高值血压"和"严重高血压"的标准。对个体而言，只有经过 3 次及以上不同时机测量的血压水平 ≥P_{95} 方可诊断为高血压；随后要进行高血压程度的分级：①高血压 1 级 P_{95} ~ P_{95} + 5 mmHg；②高血压 2 级 ≥P_{99} + 5 mmHg。儿童中"白大衣高血压"现象较为常见，可通过 ABPM 或 HBPM 予以鉴别。目前国际上多采用美国心肺中心推荐的方法测量儿童血压。

（2）老年人的血压测量：老年人中单纯收缩期高血压、白大衣高血压、直立性低血压和餐后低血压有更高的发生比例，同时老年人血压的变异较大，因此 ABPM 和 HBPM 在老年患者中尤为重要。老年人血压测量时还需注意以下几种情况：①自主神经功能衰退，可能显示出明显的血压变异性并在 ABPM 中间段有低血压现象，应注意识别这类低血压现象；②假性高血压，是动脉顺应性下降及动脉僵硬度增高的结果，周围肌性动脉由于动脉粥样硬化进展，袖带内必须有更高的压力去压迫动脉，从而表现为袖带测压和直接测量血压之间有很大的差异性；③直立性低血压，常见立位时出现明显血压下降，因此初次测量血压及调整用药后，应注意立位血压的测量。

（3）合并心律失常患者的血压测量：高血压患者常见的心律失常主要包括心动过缓、心动过速和异位节律（心房颤动及期前收缩等）。传统的血压测量是根据袖带压力下降时外周血管听诊时血管搏动音的变化来判断的，这种血压测量的方法在心律失常患者中可能会产生一定的误差。因而，心律失常患者在血压测量时应注意以下几个方面：①对于严重心动过缓患者（心室率＜40 次/分），测量血压时放气速度要比正常心率时慢，通常放气速度应为每次心搏水银柱下降不超过 2 mmHg，这样可以避免放气过快导致的收缩压偏低和舒张压偏高的现象；②对于心脏节律不齐，特别是心房颤动时由于心室律绝对不齐、RR 间期差异很大，血压测量充其量只能获得较为粗糙的数值，这种情况下只有通过重复测量克服心律变异较大带来的问题，而对于心动过缓又伴有严重节律失常者，血压测量时上述两个方面均应注意；③直接动脉血压连续监测能提高血压测量的准确性和可靠性，因为示波监测是通过对连续波形变化的分析来测量血压，所以直接动脉血压连续监测可以克服心律失常患者手动测量血压带来的问题，但这种血压测量技术因为是有创技术，不适合门诊患者的应用。

（4）肥胖患者的血压测量：肥胖患者通常臂围较粗，用适合臂围大小的袖带测量血压尤为重要。肥胖患者进行血压测量时，除需要注意患者的体位、手臂的位置、袖带和听诊器的位置、心理情绪等因素外，还要特别注意袖带的大小是否合适（常需成年人大号袖带，甚至用大腿袖带）。但在实践中仅有成人标准袖带，缺少成年人大号袖带。而血压测量的误差，恰恰是由于袖带应用不规范造成的。①异常肥胖患者上臂粗而且短，对极少数患者臂围 >50 cm，英国高血压协会推荐使用较长的袖带（16 cm×42 cm）。②在使用大腿袖带也不合适时，可将合适的袖带包在前臂，使之位于心脏水平，听诊桡动脉搏动音以确定血压，或者用一个验证合格的腕部血压计。测定桡动脉压力方法还有听诊桡动脉柯氏音，但这种方法可高估舒张压。使用成人标准袖带测量臂围较粗患者的血压，可造成舒张压过高的偏差。

（5）妊娠女性的血压测量：正常妊娠早中期，收缩压和舒张压较孕前下降 5~10 mmHg，晚期逐渐恢复到孕前水平。在妊娠中有 >10% 的孕妇患有临床相关性高血压。大多数产科医师达成的共识：女性妊娠期间，血压测量以收缩压为准，柯氏音第 1 音（第 I 时相柯氏音）为收缩压。而舒张压受妊娠的影响变异较大，妊娠者的舒张压仍以完全消失音（第 V 时相柯氏音）确定，特殊时可以变音（第 V 时相柯氏音）确定。在怀孕期间主要用 ABPM 来识别白大衣高血压，其在孕妇中的发生率大约为 30%。但 ABPM 可能预测先兆子痫的证据还未被完全确定。推荐妊娠妇女进行 HBPM，无高血压的每月测量 1 次，一般高血压的每周测量 2~3 次，严重高血压的至少每天早晚各测量 1 次。

总之，购买家用血压计，可以选择电子血压计或手动血压计，定期自我监测血压。一般建议在早晨起床后和晚上临睡前各测量 1 次血压。在测量血压后立即记录血压数据、日期和时间。记录每次测量的收缩压（高压）和舒张压（低压）的数值。每天在相同的时间、相似的环境条件下进行测量，以确保结果的一致性。定期将记录的血压数据与医师分享，观察血压的长期趋势及任何突发的升高或异常。这可以帮助医师更好地了解你的血压状况，并根据需要进行调整。

二、实验室检查

所有临界性高血压患者均需进行必要的实验室检查，以进一步分析患者心血管病风险，明确患者基线指标水平，为后续的治疗提供参考。既往的一项队列研究结果（$n = 33\ 913$）发现，空腹血糖、低密度脂蛋白胆固醇（low-density lipoprotein cholesterol，LDL-C）、甘油三酯、总胆固醇等实验室检查指标与临界性高血压进展为高血压密切相关。结合国内外高血压指南中对于推荐检测的指标部分，推荐临界性高血压患者进行以下指标的检查。

1. 血常规

临界性高血压的红细胞和血红蛋白一般无异常，但急进型高血压时可有库姆斯试验阴性的微血管病性溶血性贫血，伴畸形红细胞、血红蛋白高者血液黏度增加，易有血栓形成并发症（包括脑梗死）和左心室肥大。

2. 尿常规

早期患者尿常规正常，肾浓缩功能受损时尿比重逐渐下降，可有少量尿蛋白、红细胞，偶见管型。随肾脏病变进展，尿蛋白量增多，良性肾硬化者如 24 小时尿蛋白在 1 g 以上时，提示预后差。红细胞和管型也可增多，管型主要是透明管型和颗粒管型。

3. 肾功能

多采用血尿素氮和肌酐来估计临界性高血压患者的肾功能。早期患者检查并无异常，肾实质受损到一定程度可开始升高。成人肌酐 $>114.3\ \mu mol/L$，老年人和妊娠者 $>91.5\ \mu mol/L$ 时提示有肾损害。

4. 血脂

研究显示，伴随总胆固醇、甘油三酯和低密度脂蛋白水平的升高，高血压的患病率逐渐升高，并且与血压水平呈正相关。同时，以上 3 个血脂指标对于临界性高血压患者进展为高血压也具有早期预测价值。

5. 空腹血糖及糖化血红蛋白

糖化血红蛋白浓度可有效地反映过去 8～12 周平均血糖水平。血糖的升高会导致胰岛素分泌的增加，胰岛素可以通过增加肾脏对钠水的重吸收，增强交感神经活性而使血压升高。目前的研究显示，与正常血压者相比，临界性高血压患者更易出现血糖的异常，并且血糖的升高与动脉硬化的进展显著相关。

6. 同型半胱氨酸

同型半胱氨酸（homocysteine，Hcy）是甲硫系统代谢过程中产生的一种含硫必需氨基酸，具有细胞毒性，可在肝脏和肌肉中产生。Hcy 水平增高与原发性高血压密切相关，原发性高血压伴高 Hcy 血症被定义为 H 型高血压，据估计有 75% 的高血压患者为 H 型高血压。同时，Hcy 也是作为预测临界性高血压的良好指标，并且伴有 Hcy 升高的临界性高血压患者发生亚临床动脉粥样硬化的风险显著增加。Hcy 通过激活肾素-血管紧张素-醛固酮系统（renin-angiotensin-aldosterone system，RAAS），促进胰岛素抵抗、氧化还原反应等机制升高血压。另外，Hcy 还会促进血小板聚集，帮助血栓形成，从而增加脑卒中的发生率。

7. 血尿酸

高尿酸血症是心血管病（尤其是高血压、冠心病、心力衰竭）的独立危险因素，并与心血管病的发生发展有着密切关系。研究显示，与正常血压者相比，临界性高血压患者血尿酸水平显著升高，并且与血压呈正相关，是预测未来发展为高血压的一个重要危险标志物。

8. 甲状腺激素

测量血清甲状腺激素水平有助于了解患者是否存在甲状腺功能减退和甲状腺功能亢进，此两种疾病均可导致继发性高血压。

9. 尿微量白蛋白

尿微量白蛋白不仅是评估高血压和糖尿病肾功能损伤的早期敏感指标，而且已被证实为心血管病独立的危险因素，是内皮细胞功能受损的标志，是大血管病变的早期预测指标。研究显示临界性高血压患者尿微量白蛋白含量较正常血压者升高，并且与血压、血糖水平呈正相关。

三、影像学检查及靶器官评估

临床上主要通过影像学检查评估临界性高血压患者是否存在靶器官损伤及损伤严重程度，并明确是否存在继发性高血压。继发性高血压常见有肾动脉狭窄、嗜铬细胞瘤、副神经节瘤所引起的高血压，确诊或排除上述疾病需结合患者病情特征及相应的影像学检查，包括肾血管、肾上腺或腹部的超声、CT 和 MRI 检查。

高血压靶器官损伤是由血压升高导致的动脉血管或靶器官（血管、心脏、脑、肾和眼）结构和（或）功能改变，是临床前期或无症状性心血管病的标志之一。高血压靶器官损伤最常见于严重或病程较长的高血压患者中，部分轻度高血压患者也可能存在靶器官损伤。随着影像学检查的普及，高血压靶器官损伤在临界性高血压患者中越来越多见。当患者出现靶器官损伤时，心血管风险随即增加，损伤累及的靶器官越多，心血管风险越高。部分靶器官损伤可通过降压治疗逆转，尤其是早期的靶器官损伤。因此对于临界性高血压患者，必要的影像学检查对于阻止靶器官损伤、减少心血管风险至关重要。

（一）血管病变的筛查

高血压所致的血管病变是一个漫长进程，从早期的动脉内皮功能障碍，到动脉壁出现脂质条纹并逐渐发展为动脉粥样硬化斑块的时间有数年至数十年不等。因此早期识别血管的病变对于减少未来的急性心脑血管事件发生率大有裨益。

1. 颈动脉超声

颈动脉超声可以检查颈动脉斑块及内膜中层厚度（intima-media thickness，IMT）。IMT 是一种早期反映大动脉硬化的无创性指标，可定量和定性地反映早期血管病变。我国高血压指南明确指出，IMT > 0.9 mm 或出现动脉粥样硬化斑块是靶器官损害的表现。研究显示在 45 ~ 75 岁的临界性高血压患者中，颈动脉粥样硬化普遍存在，颈动脉斑块和 IMT 增厚的发生率均较高。

2. 脉搏波传导速度

高血压早期的血管损害主要表现为大动脉顺应性下降、小动脉硬化及血管重塑。脉搏波传导速度（PWV）是反应大动脉顺应性的重要指标，一般来说，PWV 越快，动脉的弹性越差，僵硬度越高；反之，PWV 越慢，动脉弹性越好，血管硬度越低。我国的一项研究显示，在临界性高血压患者中已经存在显著的动脉顺应性改变，PWV 随血压的升高而加快。

（二）心脏损害的筛查

1. 心电图

12 导联心电图可筛查左心室肥厚及其他心脏结构异常，左心室肥厚时心电图可显示左心室肥大或兼有劳损，但心电图诊断左心室肥大的假阳性率偏高。由于左心室舒张期顺应性下降，左心房舒张期负荷增加，心电图可出现 P 波增宽、切凹等征象。同时，还可能伴有室性期前收缩、心房颤动等节律问题。

2. 超声心动图

超声心动图可明确心脏结构和功能情况。目前认为和胸部 X 线检查、心电图相比，超声心动图是诊断左心室肥厚［室间隔和（或）心室后壁厚度 >13 mm 即可诊断］最敏感、可靠的手段。通过超声心动图明确是否存在左心室肥厚有助于评估患者未来的心血管事件风险。

（三）肾脏病变的筛查

临床上可通过腹部超声检查评估肾脏的大小和结构，排除尿路梗阻所致的慢性肾脏病及高血压。

（四）眼底损害的筛查

临床上建议患者进行眼底检查以明确是否有高血压性视网膜病变，对于高血压 2 级和 3 级患者，此项检查尤为重要。

（孙梓宜　王擎擎）

第二节　临界性高血压的风险评估

高血压是诱发心脑血管疾病，且影响其预后的独立危险因素，临界性高血压同样和心脑血管疾病的发生具有一定相关性。同时，大部分临界性高血压患者还有除血压升高以外的其他危险因素，如年龄、性别、吸烟等，以及高血糖、高血脂等。研究显示合并多种危险因素或临床疾病的高血压患者心血管并发症的发生率高于未合并或合并较少危险因素的高血压患者。因此，对患者进行心血管综合风险评估和分层，有利于选择降压治疗的最佳时机，优化患者的治疗方案，确立更合适的血压控制目标，进行患者的综合管理。对临界性高血压患者的心血管风险综合分层，结合其个人的遗传背景、生活方式、环境因素等多方面因素进行综合评估，可以帮助患者了解自己可能患病的概率，从而调节生活方式，也可以帮助临床医师早期发现潜在风险，并采取相应的预防措施，即时对各类风险因素进行有效控制，降低心血管事件的发生率。

最新指南对临界性高血压个体的心血管风险水平进行以下规定：无或者具备1~2个其他危险因素的患者，心血管病发病风险评估为低危；具备≥3个其他危险因素、靶器官损害、慢性肾脏病（chronic kidney disease，CKD）3期、无并发症的糖尿病，心血管病发病风险评估为中/高危；出现临床并发症、CKD≥4期、有并发症的糖尿病，其心血管病发病风险评估为高危/很高危。

临界性高血压的风险评估是一个复杂而综合的过程，涉及个人生活方式、家族史和个体特征等多个方面的因素。通过科学的风险评估和相应的预防措施，我们可以更好地预防和控制临界性高血压的发生，保护自己的健康。在这个过程中，我们需要调整个人生活习惯、定期监测血压、定期体检，以降低血压升高带来的健康风险，提高生活质量。

（王天琳）

第三章　临界性高血压的健康评估与健康管理

第一节　血压的自我监测

　　临界性高血压及高血压患者均需长期监测血压，以便观察血压的长期变化，辅助评价降压疗效，及时调整用药，从而将血压调控在更适宜的范围内。具体测量方法及注意事项见第二章第一节，本章不再赘述。本节内容主要围绕不同人群血压监测的目标值展开讨论。

一、不同人群的目标值

　　对于临界性高血压及高血压患者，积极降压能显著降低心血管事件发生率和死亡风险。然而，如果血压控制过低，有可能会引起低血压、晕厥及急性肾损伤等严重不良事件。因此，控制血压的过程中需要长期监测血压。而患者的年龄及合并症不同，血压监测目标值也不尽相同。

（一）无临床合并症的高血压患者血压监测目标值

1. 年龄 <80 岁的无临床合并症的高血压患者

　　对于大部分无临床合并症的高血压患者，血压控制得宜可以降低脑梗死、脑出血、心肌梗死等心脑血管事件的发生率，延长患者生存时间。综合考虑有效性和安全性，目前我国针对年龄 <80 岁的无临床合并症的高血压患者，血压监测目标值为 <130/80 mmHg。

2. 年龄 ≥80 岁的无临床合并症的高血压患者

　　老年人常常伴有血管硬化导致的靶器官灌注不足，并且各脏器功能衰退，因此对于年龄 ≥80 岁的无临床合并症的高血压患者，血压监测目标可放宽至收缩压 <140 mmHg，观察患者是否耐受，如能耐受可进一步降至 <130 mmHg。同时，可以参考患者活动能力、认知能力，采用 Frail 量表或

Fried 评价标准等对患者进行衰弱评估，从而确定适宜的目标血压。

（二）伴有合并症的高血压患者血压监测目标值

1. 高血压合并心房颤动患者

高血压可导致心肌结构和功能发生改变，从而诱发心律失常，其中以心房颤动最为常见。在流行病学研究和真实世界的注册研究中发现，超过 70% 的心房颤动患者合并高血压。高血压可能导致心房颤动患者发生血栓栓塞和大出血，并增加卒中风险。强化降压可以降低心房颤动患者发生不良心血管事件和认知障碍的概率。在《2020 ESC/EACTS 心房颤动诊断与管理指南》中，将高血压合并心房颤动的患者血压控制目标值定为 <130/80 mmHg。

2. 高血压合并冠心病患者

冠心病是高血压常见的临床合并症之一。高血压可损伤血管内皮功能、激活炎症反应、促进动脉粥样硬化斑块破裂及血栓形成，是心脑血管疾病重要的危险因素，大大地提高冠心病患者的死亡率。2022 年国家心血管病中心发布的《中国高血压临床实践指南（2022）》中建议，冠心病患者的血压控制目标值为 <130/80 mmHg。而针对高血压合并急性冠脉综合征患者，有研究表明，为降低心血管事件发生率，血压不宜控制过低，患者血压水平应控制在（130～140）/（80～90）mmHg 范围内。

3. 高血压合并心力衰竭患者

长期高血压会导致左心室肥厚，从而引起心力衰竭。我国约三成的高血压患者合并有心力衰竭，且随着患者血压水平的升高，心力衰竭的发生率也不断升高。血压下降可以改善高血压合并心力衰竭患者的远期预后及降低心血管事件风险。不论是否伴有射血分数降低，目前我国对于高血压合并心力衰竭患者血压控制建议目标值均为 <130/80 mmHg。而针对高血压合并左心室肥厚的患者，指南建议首先将血压控制在 140/90 mmHg 以下，在患者耐受的情况下，推荐将血压进一步控制至 <130/80 mmHg，以预防心力衰竭的发生。

4. 高血压合并糖尿病患者

高血压与糖尿病互为危险因素，我国约 1/6 的高血压患者合并有糖尿病。较不伴有糖尿病的患者，高血压合并糖尿病患者的血压更难控制，器官损害的发生率也上升，患者的心血管死亡风险也更高。对于合并糖尿病患者，血压控制目标值为收缩压 < 130 mmHg 和舒张压 < 80 mmHg，而老年糖尿病患者血压控制目标可以放松至 140/90 mmHg 以下。同时，既往血压正常的糖尿病患者在出现血压 > 120/80 mmHg 时即应开始生活方式干预，以预防高血压的发生。

5. 高血压合并卒中患者

对于病情稳定的高血压合并卒中患者，抗高血压治疗能显著降低卒中复发和血管事件的风险，血压控制目标值为 < 130/80 mmHg。对于出血性卒中急性期患者，需进行降压治疗并将收缩压控制在 130 ~ 140 mmHg 以减少心肾不良事件发生。对于未进行静脉溶栓及血管内治疗的缺血性卒中急性期患者，建议收缩压 ≥ 220 mmHg 和（或）舒张压 ≥ 120 mmHg 时启动降压治疗，并在溶栓及血管内治疗前将患者血压控制在 185/110 mmHg 以下以减少颅内出血风险。

6. 高血压合并慢性肾脏病患者

肾脏是高血压最常累及的靶器官之一，长期高血压可导致肾脏入球小动脉硬化和管腔狭窄，损伤肾小球滤过功能。我国慢性肾脏病患病率约为 10%，其中约七成患者合并高血压。适宜的血压管理可以延缓慢性肾脏病的进展。还有研究表明，强化降压能为伴有蛋白尿的慢性肾脏病患者带来更多的心血管及肾脏获益。然而关于高血压合并慢性肾脏病患者的最佳血压尚无定论，目前各种指南主要按照患者肾功能差异来划定目标血压，如尿蛋白程度、是否接受透析、是否肾移植等。

（1）接受透析的高血压合并慢性肾脏病患者：2015 年《中国血液透析充分性临床实践指南》中提出，接受透析的高血压合并慢性肾脏病患者血压控制的靶标为透析前收缩压 < 160 mmHg，后续指南基本延续这一观点。

（2）未接受透析的高血压合并慢性肾脏病患者：2021 KDIGO 临床实践指南提出，对此类患者，严格降压可提供心血管保护从而提高生存率，不论尿蛋白程度，最佳的控制目标为收缩压 < 120 mmHg。而《高血压肾病诊断和治疗中国专家共识（2022）》则提出应该进一步个体化，尿蛋白 > 1 g/d 的患者，血压控制目标应 < 130/80 mmHg，可耐受的情况下可进一步将收缩压降至 < 120 mmHg；尿蛋白 ≤ 1 g/d 的患者，血压控制目标为 < 130/80 mmHg，若合并糖尿病，建议控制血压 < 130/80 mmHg，有蛋白尿且耐受良好的患者可以进一步控制收缩压水平 < 120 mmHg；若患者年龄 > 65 岁，血压可放宽至 140/90 mmHg。《中国高血压临床实践指南（2022）》则根据患者尿蛋白定量结果来区分降压目标，尿蛋白 > 300 mg/d 的患者，血压控制目标值为 < 130/80 mmHg，如能耐受，收缩压可进一步降至 120 mmHg；尿蛋白 ≤ 300 mg/d 的患者，建议血压控制目标值为 < 140/90 mmHg，如能耐受，收缩压可进一步降低至 130 mmHg。

（3）高血压的成年肾移植患者：根据 2021 改善全球肾脏病预后组织（Kidney Disease：Improving Global Outcomes，KDIGO）临床实践指南，血压控制目标值为 < 130/80 mmHg。

（4）慢性肾脏病儿童：根据 2021 KDIGO 临床实践指南，通过动态血压监测的 24 小时平均动脉压水平应低于同年龄、性别、身高人群血压水平的 50% 以下。

二、特殊人群的血压管理

（一）儿童的血压管理

随着生活水平改善，儿童肥胖的发病率越来越高，随之而来的是儿童高血压的发病率不断上升。目前我国儿童高血压的发病率约在 4%。因血压监测意识不强，许多儿童在诊断为高血压时，病程已较长，甚至已出现靶器官损伤。若不及时干预，约半数高血压儿童会发展成为成年高血压患者。控制血压水平可以降低靶器官损害，降低成年后高血压及其相关心血管病的风险。管理目标为血压 < 90 百分位或 < 130/80 mmHg，两者取较低者。

（二）妊娠期血压管理

妊娠高血压（hypertensive disorders complicating pregnancy，HDCP）是指妊娠期间血压 ≥ 140/90 mmHg，或血压较孕前或孕早期升高 25/15 mmHg 以上。妊娠高血压的发病率约为 10%，初产妇、孕妇年龄 < 18 岁或 > 40 岁、多胎妊娠、有妊娠高血压病史者，发病率会进一步升高。妊娠高血压可导致孕期血管痉挛加重，引起胎盘功能减退，诱发胎儿宫内发育窘迫及产后出血，是导致孕产妇和围生儿死亡的重要原因。因此，妊娠期的血压管理十分重要。在妊娠 3 个月内，降压药物的治疗会影响胎儿的正常发育，若血压持续在 160/100 mmHg 以上者建议终止妊娠。在妊娠中晚期，如出现高血压，则建议积极控制血压。在《妊娠期高血压疾病血压管理专家共识（2019）》中，建议无危险的妊娠高血压孕妇血压控制目标为 < 140/90 mmHg，合并靶

器官损害者根据患者合并临床情况，血压控制目标为＜135/85 mmHg。而考虑子宫与胎盘间血流灌注问题，2020 年版《妊娠期高血压疾病诊治指南》中放松了对妊娠期间血压控制目标，提出平稳降压，对轻中度高血压的孕妇，未并发器官功能损伤，血压控制目标为＜（130～155）/（80～105）mmHg；如并发器官功能损伤，血压控制目标为＜（130～139）/（80～89）mmHg。

（三）围手术期血压管理

围手术期高血压是指从确定手术治疗到与本手术有关的治疗基本结束期间内，患者血压升高幅度大于基础血压的 30%，或收缩压≥140 mmHg 和（或）舒张压≥90 mmHg。一般认为血压＜180/110 mmHg，不影响手术进行，否则应择期手术。也有指南建议平均血压应控制至 160/100 mmHg 以下方可考虑手术。具体血压控制标准应根据患者的年龄、合并症、靶器官损害程度、手术类型及手术迫切性等进行综合评估。《中国高血压防治指南（2018 年修订版）》建议，年龄＜60 岁的患者血压应控制在 140/90 mmHg 以下；年龄≥60 岁，如不伴糖尿病、慢性肾脏病，收缩压应＜150 mmHg；高龄患者（＞80 岁），收缩压应维持在 140～150 mmHg，如伴糖尿病、慢性肾脏病，血压控制目标为＜140/90 mmHg。

（袁　圆）

第二节　危险因素控制及生活方式干预

《临界性高血压中医诊疗指南》指出，近 30 年我国高血压患病率和患者数持续增加。目前，西医治疗对临界性高血压还没有系统的干预策略，主要是改善生活方式。遗传因素、不健康饮食、吸烟、肥胖和超重、缺乏运动、长期精神紧张、A 型性格特点等是血压升高的发生与流行的重要影响因素，普及健康的生活方式可有效降低人群血压升高的风险。

一、遗传与家族史

遗传流行病学研究显示，高血压具有明显的家族聚集性，若父母患高血压，则其子女患高血压的概率可达 45% 以上，且儿童血压的水平明显受到父母血压水平的影响。关于高血压具有可遗传性的观点已被大多数人所接受，但是关于高血压的遗传方式、遗传因素及遗传标记的作用机制并不清楚。根据基因遗传表型研究，人类血压值分布呈现正态性，高血压的遗传性不仅体现在遗传易感性上，同一家族中，血压水平、高血压相关并发症等亦表现出明显的遗传聚集性。在高血压的分子流行病学研究方面，目前主要开展的是高血压基因标志物及功能研究，比较有代表性的是血管紧张素转换酶基因和 α - 内收蛋白基因及血管紧张素原基因等。

二、阻塞性睡眠呼吸暂停低通气综合征

阻塞性睡眠呼吸暂停低通气综合征（OSAHS）是一种以睡眠过程中上呼吸道出现阻塞，引起反复呼吸暂停和低通气，并伴有低氧和微觉醒为特征的一种综合征。目前研究发现 OSAHS 是许多疾病的诱发和加重因素，与高血压、糖尿病、冠心病、高脂血症等疾病的发生和发展关系密切，其中与高血压的关系极为密切，多数研究认为 OSAHS 是高血压、冠心病的独立危险因素。研究发现，OSAHS 患者中有 35%～70% 的患者合并高血压，并且 OS-AHS 程度越重合并高血压的可能性也越大，在呼吸暂停低通气指数（apnea-hypopnea index，AHI）≥30/小时的重度 OSAHS 患者中，60% 的患者患有高血压。在 OSAHS 患者中，AHI 与高血压的发生存在剂量效应关系，即 AHI 越高，发生 OSAHS 相关高血压的可能性也越大，轻度、中度和重度 OSAHS 发生高血压的概率随着时间的推移呈梯度增加。先患 OSAHS 的患者高血压发生率可达到 50%～90%，而先患有高血压的患者 OSAHS 的发生率在 20%～45%。OSAHS 并发高血压的可能与以下因素相关：①OSAHS 患者深睡眠减少和微觉醒增加，引起交感神经活性增强，从而导致了外周血管收缩；②睡眠过程中的呼吸暂停造成了反复低氧和复氧，导致氧自由基出现应激反应，引起慢性低度炎症，引起血管内皮功能损伤和血管功能障碍；③睡眠结构紊乱导致肾素血管紧张素活性增强、醛固酮水平增高，使得血管收缩和血压升高；④OSAHS 的间歇性低氧过程兴奋颈动脉体的压力感受器和化学感受器，导致交感神经兴奋、血管收缩，从而出现血压升高；⑤人体在睡眠状态中，液体质量重新分布，即卧位时，体液由下肢转移至头颈部，一方面加重上呼吸道阻塞、咽部水肿及睡眠呼吸暂停；另一方面也使血压增高。根据《中国居民营养与慢性病状况报告（2020 年）》显示，2019 年我国居民因心脑血管疾病、癌症、慢性呼吸系统疾病和糖尿病 4 类重大慢性病导致的过早死亡率为 16.5%，与 2015 年的 18.5% 相比下降了 2%，降幅达

10.8%，提前实现 2020 年国家规划目标。部分慢性病行为危险因素流行水平呈现下降趋势。近年来，居民吸烟率、二手烟暴露率、经常饮酒率均有所下降。目前家庭减盐取得成效，人均每日烹调用盐 9.3 g，2020 年与 2015 年相比下降了 1.2 g。居民对自己健康的关注程度也在不断提高，定期测量体重、血压、血糖、血脂等健康指标的人群比例显著增加。我国居民面临的突出营养问题主要体现在以下两个方面：①居民不健康生活方式仍然普遍存在。膳食脂肪供能比持续上升，农村首次突破 30% 推荐上限，家庭人均每日烹调用盐和用油量远高于推荐值，而蔬菜、水果、豆及豆制品、奶类消费量不足。②居民超重或肥胖问题不断凸显，慢性病发病率呈上升趋势。城乡各年龄组居民超重或肥胖率持续上升，有超过一半的成年居民超重或肥胖，6 岁以下、6~17 岁超重或肥胖率分别达到 10.4% 和 19%。2020 年高血压、糖尿病、高胆固醇血症等疾病的患病率和发病率与 2015 年比有所上升。

三、不同生活方式对血压的影响

1. 膳食与血压

不健康的饮食习惯是高血压的重要危险因素，高盐、高脂饮食可导致血压升高。无论在成年人还是儿童和青少年中，钠的摄入量与血压水平和高血压患病率均呈正相关，多个分析结果显示减少食盐摄入量可降低血压，预防高血压发生。目前世界卫生组织推荐量为每人每日食盐摄入量 < 5.0 g。膳食纤维可以降低钠盐吸收，增加钠离子排出，抑制血压升高。增加不饱和脂肪酸（如大豆油、橄榄油、茶油等植物油及鱼油）和减少饱和脂肪酸（如猪油、黄油等）的摄入有利于降低血压。

2. 运动与血压

积极规律的运动可降低高血压的患病风险，改善体质和健康水平。大量证据显示，高血压患者可从适量运动中获益，适量运动可降低高血压患者心脑血管疾病进展的风险。规律的（每周 ≥ 3 天）、每次持续一段时间的（30~45 分钟或以上）中等强度运动可使收缩压下降 5~17 mmHg，舒张压下降 2~10 mmHg。

3. 精神心理因素与血压

高血压发病与长期精神紧张、焦虑、高负荷压力等因素显著相关。在应激状态下，心率、血压、体温、肌肉紧张度、代谢水平等均可能发生显著变化。长期或慢性、反复出现不可预期的应激因素往往是导致高血压的重要因素，对持续存在应激的人群，应加强评估与筛查应激水平及心身健康状况。一方面，焦虑、抑郁状态可增加高血压的患病风险。一项包括 45.5 万人为期 5 年的研究发现，焦虑使高血压患病风险增加约 2 倍，抑郁使女性高血压患病风险增加约 3.5 倍；另一方面，高血压患者更容易出现焦虑、抑郁症状。北京市一项调查研究发现，在 2274 例高血压患者中，发生焦虑、抑郁的比例分别为 32.5%、5.7%，焦虑和抑郁症状可影响高血压的治疗效果，可直接降低高血压非药物治疗（如生活方式干预）效果约 34%，同时增加高血压药物治疗的不依从性约 7%，重度焦虑的高血压患者不依从性风险增加 1.56 倍。

4. A 型性格与血压

A 型性格的人已被证实与罹患高血压具有非常密切的关系，这类人群一般具有以下特点：①争强好胜，积极主动，对自己充满自信和极高的期望；②对自己要求苛刻，宁愿做出巨大牺牲也要努力实现制定的目标；③习惯以较单一的指标评价成功与否，比如金钱的多少或社会地位的高低；④把工作日程排得满满的，试图在极少的时间里，做极多的工作；⑤工作中忙忙碌碌、生活中紧紧张张，不懂得放松，非常不愿意把时间花在日常休闲上。A 型性格的人，由于对自己期望值过高，容易导致在生理和心理上，负担都很沉重。由于他们长期学习生活工作在紧张的氛围之中，其认知、思考、情绪和行为特有的模式，使之产生的内部压力和应激无法缓解，进而导致血压升高。

5. 超重或肥胖与血压

该部分内容在第一章第一节中已有介绍，在此不作详述。

6. 吸烟、饮酒与血压

吸烟可导致血压升高、心率加快，吸烟者的收缩压和舒张压均明显高于不吸烟者，有高血压家族史、肥胖、血脂异常的吸烟者患高血压的风险更高。吸二手烟也可导致高血压患病率增加，且对女性影响尤甚。我国人群调查结果显示，丈夫吸烟的女性患高血压的风险是丈夫不吸烟的 1.28 倍。戒烟可显著降低高血压患者心脑血管疾病进展的风险，可降低冠心病患者的远期病死率达 36%，戒烟并控制血压可使人群缺血性心脏病的发病风险降低 2/3。过量饮酒可增加血压升高的风险。根据《中国居民膳食指南（2016）》，中国人危险饮酒指男性平均每日纯酒精摄入量为 41～60 g、女性为 21～40 g，有害饮酒指男性平均每日纯酒精摄入量 > 60 g、女性 > 40 g。

我国 18 岁及以上居民饮酒者中有害饮酒率为 9.3% 。限制饮酒与血压下降显著相关，酒精摄入量平均减少 67% ，收缩压下降约 3.3 mmHg，舒张压下降约 2 mmHg。

四、临界性高血压人群生活方式干预

（一）保持合理膳食

对于血压正常、无高危因素的一般健康人群，应遵循《中国居民膳食指南（2022)》的建议，以平衡膳食原则安排每日餐食，能够最大限度地满足营养需求，使身体保持健康状态。

1. 食物多样，合理搭配

（1）坚持以谷类为主的平衡膳食模式。

（2）每天的膳食应包括谷薯类、蔬菜水果、畜禽鱼蛋奶和豆类食物。

（3）平均每天摄入 12 种以上食物，每周 25 种以上，合理搭配。

（4）每天摄入谷类食物 200～300 g，其中包含全谷物和杂豆类 50～150 g，薯类 50～100 g。

2. 多吃蔬果、奶类、全谷、大豆

（1）蔬菜水果、全谷物和奶制品是平衡膳食的重要组成部分。

（2）餐餐有蔬菜，保证每天摄入不少于 300 g 的新鲜蔬菜，深色蔬菜应占 1/2。

（3）天天吃水果，保证每天摄入 200～350 g 的新鲜水果，果汁不能代替鲜果。

（4）吃各种各样的奶制品，摄入量相当于每天 300 mL 以上液态奶。

（5）经常吃全谷物、大豆制品，适量吃坚果。

3. 适量吃鱼、禽、蛋类、瘦肉

（1）鱼、禽、蛋类和瘦肉摄入要适量，平均每天 120～200 g。

（2）每周最好吃鱼 2 次或 300～500 g，蛋类 300～350 g，畜禽肉 300～500 g。少吃深加工肉制品。

（3）鸡蛋营养丰富，吃鸡蛋不弃蛋黄。

（4）优先选择鱼，少吃肥肉、烟熏肉和腌制肉。

4. 少盐、少油、控糖

（1）培养清淡饮食习惯，少吃高盐和油炸食品。成年人每天摄入食盐

不超过 5 g，烹调油 25 ~ 30 g。

（2）控制添加糖的摄入量，每天不超过 50 g，最好控制在 25 g 以下。

（3）反式脂肪酸每天摄入量不超过 2 g。

（4）不喝或少喝含糖饮料。

5. 规律进餐，足量饮水

（1）合理安排一日三餐，定时定量，不漏餐，每天吃早餐。

（2）规律进餐、饮食适度，不暴饮暴食、不偏食挑食、不过度节食。

（3）足量饮水，少量多次。在温和气候条件下，低身体活动水平成年男性每天喝 1700 mL，成年女性每天喝水 1500 mL。

（4）推荐喝白水或茶水，少喝或不喝含糖饮料，不用饮料代替白水。

6. 具体指导方法

（1）对于每日能量摄入在 1600 ~ 2400 kcal 的成年人，主要类别食物每日摄入量如下：谷类食物 200 ~ 300 g，全谷物和杂豆类 50 ~ 150 g，薯类 50 ~ 100 g，蔬菜 300 ~ 500 g，水果 200 ~ 350 g，水产 40 ~ 75 g，畜禽肉 40 ~ 75 g，蛋类 40 ~ 50 g，奶制品 300 g；另外每周摄入大豆 100 ~ 175 g，坚果 50 ~ 70 g。

（2）口味清淡：减少食用腌、熏制食品。每日食盐摄入量 <5 g（临界性高血压患者建议摄入量 <4 g）。

（3）科学选择包装食品：注意食品标签，合理选择包装食品。食品标签通常标注了食品的生产日期、保质期、配料、质量（品质）等级等，其中能量、蛋白质、脂肪、碳水化合物和钠是营养成分表强制标示的内容。关注具有"低盐、低脂、低糖"等营养标签的食物。

（二）适量运动

1. 吃动平衡，健康体重

（1）各年龄段人群都应天天进行身体活动，保持健康体重。

（2）食不过量，保持能量平衡。

（3）坚持日常身体活动，每周至少进行 5 天中等强度身体活动，累计 150 分钟以上；主动身体活动最好每天 6000 步。

（4）鼓励适当进行高强度有氧运动，加强抗阻运动，每周 2 ~ 3 天。

（5）减少久坐时间，每小时起来动一动。

2. 体质测定

体质测定是指通过体质测量评估体质水平，其结果可显示体质的总体状况和各体质成分的水平，是制订运动健身计划的重要依据。可针对体质的薄弱环节确定运动健身的目标和优先进行的锻炼内容，根据个人体质水平确定起始运动强度。

与健康有关的体能要素包括心肺耐力、肌肉力量和耐力、身体柔韧性和身体成分等。以下是体质测定的主要内容。

（1）心肺耐力：有条件时进行极量测试或亚极量心肺耐力测试，如功率车二级负荷测试、台阶测试等。老年人可选用2分钟原地高抬腿测试。

（2）肌肉力量：指肌肉对阻力产生的单次收缩的能力，如瞬间能推、拉、举、打、跑时的最大力量。

（3）肌肉耐力：肌肉在负荷阻力下可以持续多久的能力，如俯卧撑和仰卧起坐。老年人可选用30秒坐站测试。

（4）柔韧性：是指人体关节活动幅度及关节韧带、肌腱、肌肉、皮肤和其他运动组织的弹性和伸展能力，即关节和关节系统的活动范围，如坐位体前屈等。

（5）身体成分：BMI，体脂率。

3. 运动锻炼方案指导

（1）一次完整锻炼的基本组成：准备活动（热身运动）、运动种类练习、整理放松及拉伸运动。

（2）运动种类：有氧运动、抗阻运动、柔韧性练习、神经肌肉练习。①有氧运动：也称为心肺耐力运动，以有氧代谢为主要供能途径，指全身大肌肉群参与的、有节律性、持续一定时间的运动形式，如快走、跑步、游泳、骑自行车、跳广场舞和广播操、太极拳（剑）、打乒乓球等运动。②抗阻运动：主要指肌肉强化运动，能够保持或增强肌肉力量和耐力及肌肉体积的运动，同时也是增强骨骼强度的锻炼方式。运动时肌肉对抗一定阻力或举起一定负荷的重量，肌肉做功要大于日常生活，即超负荷。由于每种动作或训练只增强参与做功的肌肉，因此要通过多种动作或训练以使身体各部位肌肉平衡发展。抗阻运动一般不规定运动时间，但强调需一直运动直到不能完整、正确地完成动作为止，如俯卧撑、平板支撑、器械练习、弹力带练习等。③柔韧性练习：伸展、牵伸等练习可增大关节活动范围，如压腿、运动健身器械上的牵拉等。④神经肌肉练习：也称为神经肌肉控制练习，包括平衡协调、步态和本体感觉等控制技能的练习，如闭眼单脚站、太极拳、气功、舞蹈等。

（3）运动量：身体活动量要达到中等强度以上才会产生健康效应，中等强度运动即心率达到心率储备的40%～60%，如快步走、骑自行车（速度＜16 km/h）、瑜伽、舞蹈等。较大强度运动，即心率达到心率储备的60%～80%，如跑步、游泳、骑自行车（速度≥16 km/h）、跳绳、高强度间歇训练、健美操等。建议每周进行150～300分钟的中等强度运动或75～150分钟的较大强度运动，建议每周有2天进行肌肉强化锻炼，以保持健康。增加身体活动量，即每周＞300分钟的中等强度运动可获益更多。可凭自身感觉简单判断运动强度：如与安静状态相比，呼吸、心率微微加快，微微气喘，能讲话而不能唱歌，基本达到中等强度；若是呼吸、心跳明显加快，气促，不能连贯讲话，基本达到较大强度。

4. 注意事项

（1）循序渐进：目前没有规律运动的健康人，以小至中等强度的运动开始，每次运动时间5～10分钟，循序渐进逐步过渡到中至大强度运动，每次运动时间≥30分钟。需注意，运动强度和运动量不是越大越好。

（2）避免肌肉骨骼损伤：运动前需热身，运动后需进行整理和拉伸活动，以及遵循循序渐进、因人制宜的原则均可有效避免肌肉骨骼损伤。

（3）运动监控：需及时观察身体对运动负荷的反应，可通过监测心率、血压、心电图等进行运动监控。日常运动干预中可通过自我感觉来判断运动强度是否适宜，如运动后睡眠良好、次日晨起脉搏基本恢复为日常水平、无明显疲劳感觉、情绪正常或更好则提示强度适宜。

（4）运动终止指征：如果出现下列情况，需要立即终止运动，并寻求专业人士的帮助：①胸部、颈部、肩部或手臂有疼痛和压迫感；②出现面色苍白、大汗，感到头晕、恶心；③肌肉痉挛，关节、足踝和下肢发生急性疼痛；④严重疲劳、严重下肢痛或间歇性跛行；⑤严重呼吸困难、发绀；⑥运动测试中，负荷增加时出现收缩压≥250 mmHg和（或）舒张压≥115 mmHg或收缩压下降＞10 mmHg。

（5）运动后调整与恢复：运动后采用科学方法加速机体恢复过程十分重要。恢复整理内容包括积极性活动方式，如舒缓的身体放松活动、补充营养、中医药调理、肌肉按摩等物理手段及充足睡眠。

（三）心理平衡

1. 个体评估

对高血压发生影响最大的 3 类生活事件包括过度紧张的工作或学习并伴有负性情绪、人际关系不协调、亲人遭遇事故或意外死亡。"状态－特质焦虑问卷（state-trait anxiety inventory，STAI）"包含状态焦虑（S-AI）和特质焦虑（T-AI）2 部分，各有 20 个问题。状态焦虑指短暂、不愉快的情绪体验，如紧张、恐惧、忧虑和神经质，伴有自主神经功能亢进。特质焦虑指相对稳定的作为一种人格特质且有个体差异的焦虑倾向。此 2 种焦虑特征均可对血压等心身指标产生影响，如果自评有问题则需咨询专业的心理医师。

2. 指导方法

（1）舒缓压力常态化：通过合理调整工作生活节奏、反复练习冥想或进行深呼吸放松减压训练等，以减缓压力、舒缓紧张心情，并逐渐成为日常生活的一部分。每日给自己留 5 分钟放空（发呆）时间、每日运动 1 小时、掌握 1 项运动技巧和加入 1 个运动社群等，每日摄入 12 种以上食物，每周摄入 25 种以上食物。脑电生理研究提示，个体在发呆时脑电波维持在 8 ～ 14 Hz，个体处于清醒而放松的状态，对生活节奏较快的现代人是一种良好的调剂。

（2）积极应对习惯化：除形成日常的减压习惯外，牢记自己才是自身健康的第一责任人，对各种应激和压力应采取积极应对的态度，形成合理应对的行为习惯。如对生活压力或目标设置合理分解，生活和工作节奏安排应有张有弛，积极主动地应对不良刺激及压力情境。

（3）培养乐观情绪：①增加愉快的生活体验：多回忆正面的、愉快的生活经验，有助于克服不良情绪状态。②培养幽默感：幽默感有助于适应社会，面对压力和应激。③学会从不同角度观察和思考：很多看似使人生气或悲愤的事件，换个角度看，也可能是"塞翁失马焉知非福"，发现和挖掘生活积极正面的意义，全面提升心身健康。

3. 干预方法

（1）心理健康教育：包括心理健康知识宣教、健康行为养成和积极应对方式培养等。养成良好的生活方式，做到工作有张有弛，生活规律、有节奏。合理饮食，戒烟限酒，充足睡眠，适度运动等。增强心理健康意识，学会调控情绪及合理安全的宣泄，增强个体心理耐受及抗挫折能力。

（2）心理保健技巧：学习和掌握适宜的减压与放松技巧。①运动锻炼：根据自身情况、循序渐进，进行有益身心健康的规律性有氧运动。②艺术减压法：主动参加音乐、绘画等艺术活动，可有效缓解心理压力。③渐进性肌肉放松训练：从头到脚依次体验身体各部分肌肉紧张和松弛的感觉差异，循序渐进训练全身放松，直至能自如地放松全身肌肉，达到全身心放松的效果。

（3）心理治疗：必要时求助心理医师进行心理治疗。①支持疗法：提供心理支持，对个体当前的问题给予指导、鼓励和安慰，以消除心理问题和情绪困扰。②认知疗法：心理应激事件对个体的影响很大程度上取决于个体对事件的认知，通过改变个人认知过程及认知观念可改变不良情绪和行为。③行为矫正技术：首先应提高个体对疾病行为原因、结果和治疗的意识，继而通过训练帮助个体学会用健康行为代替不健康行为，并对健康行为不断奖励强化。

（四）控制体重

《2018 年中国成年居民高血压患病与控制状况研究》显示，中国 ≥18 岁居民高血压患病率高达 27.5%，而知晓率、治疗率和控制率总体仍处于较低水平。高血压发生是由多种危险因素导致的，其中肥胖是高血压的一个重要危险因素。近年来，多项研究表明体内脂肪与心血管病有很高的相关性，对心血管病的预测也有很高的价值。既往的研究大多从体重指数、腰围、腰臀比、腰围身高比、内脏脂肪指数等指标去探讨高血压与内脏脂肪的相关性。通过根据亚洲人体脂肪分布特点提出的中国内脏脂肪指数来探讨脂肪含量与高血压的关系，中国内脏脂肪指数与高血压发病率密切相关，中国内脏脂肪指数为高血压的危险因素，且二者存在剂量 – 反应关系。

以往的研究发现，饮食与运动相结合的综合干预方法是最有效的减肥方法，传统观点认为，持续性长时间的中低强度有氧运动，能够调节人体内分泌代谢，改善胰岛素敏感，使运动过程中人体脂肪供能比例达到最大，从而达到最好的减肥效果。最近几年，关于运动与饮食相结合的综合干预的研究逐步深入，有学者认为，与传统的持续性有氧运动相比，在受试者身体条件允许的情况下，进行高强度有氧间歇运动或抗阻运动的减肥效果可能更好。

高强度间歇运动，可以抑制食欲，减少人体能量摄入；提高机体运动后24 小时内的基础代谢率，从而增加人体能量消耗；相较于有氧运动更能增强体内相关脂代谢酶的活性或增加体内相关脂代谢酶的含量，促进脂肪酸 β 氧化；在改善肥胖人群的心血管功能、降低心血管病风险等方面效果也更好。除此之外，与持续性有氧运动相比，对于肥胖者而言，高强度有氧间歇运动更容易坚持，运动的愉悦性也更好。也有研究认为，与传统的持续性有氧运动相比，抗阻运动的干预效果更佳。抗阻运动可以增加身体脂肪氧化量，增加人体去脂体重，减少肌肉流失，提高人体静息代谢率；甚至有研究表明，单次高强度抗阻运动相较于高强度间歇运动，其更能促进基础代谢率的提高，使体重随之减轻。

（五）限酒限烟/戒酒戒烟

我国是全球酒精销量较多的国家。每日少量饮酒对人体血压无急性作用，但是长期大量饮酒则使高血压发病率明显升高，并且与饮酒量正相关。长期大量饮酒者，收缩压和舒张压都升高。据观察，每饮白酒 100 mL 者，高血压发病率和脑卒中病死率是不饮酒者的 3 倍。

饮酒引起的血压升高可能与酒精刺激体内糖皮质激素和儿茶酚胺生成，进一步增强血管紧张素、抗利尿激素和醛固酮的作用而使血压升高有关。通常，酒精性高血压患者戒酒 6~12 个月后，血压即可恢复到正常水平，重新饮酒后血压又可回升到戒酒前水平。在现实生活中，特别是每逢节假日，高血压患者与亲朋聚会，开怀畅饮，很易发生脑卒中死亡。经常饮酒会影响降压药的疗效，使得高血压不易控制。控制饮酒量或戒酒是减少高血压发病的重要措施之一。

每支香烟中含有尼古丁 5~15 mg，氨 1.6 mg，氰酸 0.03 mg，烟雾中含有 3%~6% 的一氧化碳。尼古丁可收缩小动脉，增加外周血管阻力，导致血压升高。吸食 1 支香烟后心率增加 5~20 次/分，收缩压上升 10~25 mmHg。

吸烟是促进高血压和冠心病发生的重要因素之一。大量吸烟者，恶性高血压的发病率明显增多，也可增加冠心病猝死的危险性。研究发现，长期吸烟的高血压患者，脑卒中和冠心病发病率是不吸烟患者的 2~3 倍。因此，为了健康，患者应当自觉戒烟。停止吸最后一支烟，20 分钟后血压和心率恢复正常，8 小时血中一氧化碳和血氧水平恢复正常。停止吸烟后，有些益处不会收到立竿见影的效果，如发生冠心病的危险性 10~15 年后才与不吸烟者相同。

（六）控制咖啡因摄入

咖啡、茶、巧克力、能量饮料和某些软饮料都含有咖啡因。可以参考食物和饮料上的标签或者参考相关的咖啡因含量表。适量的咖啡因摄入可能会导致短期的血压升高，建议临界性高血压人群减少咖啡、茶和能量饮料的摄入。选择无咖啡因的饮料作为替代，如无咖啡因咖啡、茶或草本茶。还可以选择其他的饮料，如果汁或无糖茶。

认识到上述有害饮食习惯和不良嗜好与高血压发生的关系后，就要逐渐克服和避免，特别是已患有高血压的朋友更要戒除不良嗜好，提倡科学饮食，才有利于健康。

（七）临界性高血压易患人群的生活方式干预要点

践行健康的生活方式，积极干预多重危险因素，有效预防临界性高血压。

（1）低盐饮食，每日食盐摄入量 < 4 g。

（2）平衡膳食，食物多样化，控制每日总能量摄入（表3-1），多吃新鲜蔬菜、水果和豆类等食物，少吃肥肉、动物内脏、油炸等高脂肪食物，少吃咸肉、咸菜等腌制品，炒菜少放油。

（3）适量运动，循序渐进，可采取短时间、多次积累的方式，每日累计30~60分钟中等强度有氧运劲，每周至少5天；肌肉力量练习与有氧运动相结合。

（4）增强心理健康意识，减轻精神压力，必要时进行专业心理咨询和心理治疗。

（5）充足有效的睡眠，避免熬夜。

（6）不吸烟，彻底戒烟，避免接触二手烟。

（7）不饮酒或限制饮酒。

表3-1 主要营养素每日推荐摄入量

营养素名称	每日推荐摄入量
蛋白质	体重正常者：占总能量的12%~15% 超重、肥胖者：占总能量的15%~20%

续表

营养素名称	每日推荐摄入量
脂肪	≤膳食总能量的30%
不饱和脂肪酸	≤膳食总能量的7%
单不饱和脂肪酸	>膳食总能量的10%
n-6 多不饱和脂肪酸	占膳食总能量的2.5%~9%
n-3 多不饱和脂肪酸	占膳食总能量的0.5%~2.0%
反式脂肪酸	<膳食总能量的1%
碳水化合物	占膳食总能量的50%~65%
膳食纤维	每摄入 1000 kcal 热量需 14 g
纳	<2000 mg（相当于 5 g 食盐）
钾	2000~3600 mg（合并肾脏病患者视情况调整）
钙	800~1000 mg
镁	330~700 mg
维生素 C	100~200 mg
维生素 D	10~15 μg
烟酸	10~20 mg

五、生活方式干预应用举例

例：男性，56 岁，身高 172 cm，体重 83.0 kg，嗜好烟酒，轻体力劳动，中度脂肪肝，血压 136/86 mmHg，伴血脂异常（总胆固醇 6.28 mmol/L，甘油三酯 2.70 mmol/L、低密度脂蛋白胆固醇 4.36 mmol/L）。

（一）个体评估

1. 体重指数

BMI = 体重÷身高^2（kg/m^2）。该男性的 BMI = 83.0÷1.72^2 = 28.06 kg/m^2，判断为肥胖。

2. 标准体重

标准体重（kg）= 身高（cm）- 105。该男性的标准体重为 172 - 105 =

67 kg。

3. 计算每日膳食总热量

每日膳食总热量＝标准体重（kg）×每日应摄入能量标准（kcal/kg）。该男性为临界性高血压伴肥胖和血脂异常，轻体力劳动，按照每日 25 kcal/kg，计算全天所需热量为 67×25＝1675 kcal。

（二）每日食谱设计

（1）降低每日的总摄入热量，控制饱和脂肪酸摄入，建议低胆固醇饮食，增加膳食纤维。

（2）严格控制盐摄入量，每日<4.0 g。

（3）戒烟、限酒。

临界性高血压伴肥胖和血脂异常者每日膳食举例（1675 kcal），见表3-2。

表3-2　临界性高血压伴肥胖和血脂异常患者每日膳食举例（1675 kcal）

餐次	食物名称	食物重量
早餐	八宝粥	谷类杂粮60 g，杂豆类60 g
	凉拌苦菊	苦菊150 g，酱油2 g，亚麻油2 g，糖2 g，醋2 g
	牛奶鸡蛋羹	鸡蛋清100 g，脱脂牛奶200 g
	蒸山药	山药100 g
午餐	黑米饭	黑米60 g，大米40 g
	白灼芥蓝	芥蓝200 g，植物油烹调5 g，盐2 g
	清蒸鲈鱼	鲈鱼肉150 g，姜丝5 g，葱丝5 g，植物油烹调5 g
	红薯	红薯100 g
加餐	奇异果酸奶	奇异果150 g（1个），无糖酸奶150 g
晚餐	杂粮饭烤鸡胸肉白灼秋葵	五谷杂粮100 g，鸡胸肉150 g，糖2 g，酱油2 g，植物油烹调3 g
		秋葵150 g，植物油烹调2 g

注：本食谱仅为临界性高血压伴肥胖和血脂异常者的营养改善食谱示例，患者参照时可根据本地食物资源选取同类食物进行等量替换（多数患者无法自行营养分析和计算，建议等量替换）。

（问　炟　孙晓宁　冯潇潇　庞　宇）

第三节　临界性高血压靶器官损害评估

《中国高血压防治指南（2018年修订版）》将靶器官损害作为高血压诊断评估的重要内容，尤其强调要早期检出无症状性亚临床靶器官损害。2018年欧洲高血压学会在新版高血压指南中突出了靶器官损害在危险分层中的价值，可以将患者的风险评分从低风险重新分类到中等风险或从中等风险重新分类到高风险。临界性高血压是一个由正常血压向高血压进展的过渡阶段，也是高血压防治中的一个至关重要的阶段。临界性高血压靶器官损害指高血压造成的相应靶器官结构和功能的改变，此时仍处于萌芽状态，具有可逆性，是非常重要的干预介入时点。

目前对高血压靶器官损害的病理生理机制研究较为清楚。第一，长期持续高血压直接累及主动脉、颈动脉、大脑中动脉、肾动脉，引起动脉粥样硬化及斑块形成，这是造成血管损害的病理基础。第二，长期持续高血压导致周围动脉阻力增加，左心室负荷加重，心肌代偿性增生使左心室肥厚，引起心肌病甚至心力衰竭，另外冠状动脉粥样硬化也会促进冠心病的发生进展。第三，长期持续高血压导致肾小动脉内皮细胞损伤、玻璃样变，肾小动脉硬化，肾血流量减少，广泛的肾血管病变使肾小球缺血、萎缩、纤维化，引起肾实质不可逆性损害，造成肾功能减退。由于高血压靶器官损害进展缓慢、隐匿，临床不易早期发现。

临界性高血压与靶器官损害明显相关，表现在以下方面：此期已出现左心室结构和功能改变，表现为左心室重量的增加、左心室构型发生向心性改变及心肌收缩功能减低，未来心血管事件发生率明显高于正常血压人群；此期已出现肾动脉硬化，该期人群中微量白蛋白尿、高尿酸的发生率明显升高；此期出现血管内皮功能异常，血管舒张功能障碍。常见评估内容包括颈动脉内膜中层厚度（carotid IMT，cIMT）、脉搏波传导速度（pulse wave velocity，PWV）、踝肱指数（ankle-brachial index，ABI）、左心室肥厚（left ventricular hypertrophy，LVH）、估算的肾小球滤过率（estimated glomerular filtration rate，eGFR）、微量白蛋白尿、尿白蛋白排出量或尿白蛋白－肌酐比值（urinary albumin-creatinine ratio，UACR）、眼底及头部影像学检查。

一、心

临界性高血压患者左心室负荷的增加可使 LVH、左心室舒张功能受损、左心房扩大（left atrial enlargement，LAE）、心律失常（尤其是心房颤动）、心力衰竭的风险增加。长期临界性高血压可导致血管重塑过程的发生，进而导致心肌退行性改变，使心肌细胞萎缩、间质纤维化、心室壁变薄、左心室腔变大。LVH 是临界性高血压患者对外周血压升高引起的血流动力学超负荷的一种适应性反应，是心血管事件的预测因子。左心室舒张功能不全（left ventricular diastolic dysfunction，LVDD）的出现一般早于 LVH，也是心脏早期损害的第一个表现。高血压患者 LVDD 的发生主要由左心室的形态和功能改变、心肌松弛受损和动脉硬化增加等共同导致。常用的评估手段包括心电图、超声心动图及心脏磁共振成像。

心电图简单易行，各国指南均建议对高血压患者进行十二导联心电图检查，目前已有数十个心电图诊断 LVH 的标准，其中以 Sokolow-Lyon 电压（$S_{V_1} + R_{V_5}$）标准和 Cornell 电压标准最为经典，如 Sokolow-Lyon 电压 $S_{V_1} + R_{V_5} \geqslant 35$ mm，Cornell 电压 $S_{V_3} + R_{aVL} > 28$ mm（男性）或 > 20 mm（女性）；Cornell 电压 – 时间乘积标准为（$R_{aVL} + S_{V_3}$）× QRS 时程 $\geqslant 2440$ mm·ms（男性）或（$R_{aVL} + S_{V_3} + 8$ mV）× QRS 时程 $\geqslant 2440$ mm·ms（女性）。

左心房扩大（LAE）的心电图诊断主要表现为 P 波改变，目前已经提出了几种标准。

①P 波持续时间：Ⅱ 导联 P 波持续时间 $\geqslant 120$ ms；②V_1 导联 P 波终末电势（P-wave terminal force in lead V_1，$PTFV_1$）：V_1 导联中 P 波负向振幅 × 持续时间 $\geqslant 4$ mV·ms；③P 波弥散：P 波持续时间最大值 – 最小值 $\geqslant 3.6$ ms；④P/PR：Ⅱ 导联 P 波持续时间 ÷ PR 间期 $\geqslant 1.6$。$PTFV_1$ 是唯一对 LAE 具有重要诊断价值的标准，敏感性为 26%，特异性为 91%。

目前临床上最常用的是通过二维或 M 型超声心动图测量左心房前后径来评价左心房大小。在临床工作中，室间隔厚度或左心室后壁厚度作为诊断 LVH 的依据，但其单一径线来评估忽略了高血压使左心室重塑过程中心室壁增厚的部位与程度的差异性，左心室质量通过体表面积校准后得出左心室质量指数是目前公认超声心动图诊断 LVH 的指标。

与超声心动图相比，心脏磁共振成像具有更好的重复性及准确性。心脏磁共振成像拥有非常高的空间分辨率和组织对比度，可作为诊断 LVH、LAE

的金标准，尤其心肌延迟强化及 T_1 弥散成像对于诊断心肌纤维化优势明显。

二、脑

长期临界性高血压会使脑动脉发生粥样硬化和脑小动脉发生玻璃样变，在血压急剧升高时动脉血管可能会破裂，形成脑出血，或者出现动脉狭窄或闭塞，从而导致该动脉供血区的脑组织发生缺血或梗死。临界性高血压亦可引起小动脉壁脂质透明变性及微动脉瘤的形成，出现小灶性出血，血液被吸收后，形成腔隙性病灶。短暂性脑缺血发作或脑卒中是高血压脑损害的常见表现。临界性高血压可引起大脑微血管病变，早期的亚临床变化可以通过磁共振成像最敏感地检测到。在影像学上表现为脑腔隙性病灶、无症状血管病灶及脑白质损害等。

三、肾

血压和肾功能密切相关，血压控制不良时，肾小球毛细血管压力增高，导致肾小球高压、高滤过压和肾小球损害等，最终损伤肾功能。而肾功能损害会直接引起肾血管及肾实质损害，使血压更难控制，二者相互作用、互相影响。高血压肾损害经历了 4 个阶段，即肾功能减退、肾小球损害或肾小管损伤、肾小血管内皮功能病变及肾单位早期功能性改变。

目前，估算的肾小球滤过率（estimate glomerural filtration rate，eGFR）和蛋白尿是心血管病发病率和死亡率的重要预测因子。高血压介导的肾脏损害表现为弥漫性血管受累，最终出现肾脏功能性和结构性损害。eGFR 降低和蛋白尿在肾脏恶化中起协同与相加作用。蛋白尿主要由肾小球损伤引起，因此被认为是除肾脏疾病外的全身性血管损伤或微血管疾病的标志物。微量白蛋白尿是指尿白蛋白浓度在 20 ~ 200 mg/L，其产生的机制与高血压状态下肾小球毛细血管静水压增高及肾小球滤过膜通透性增强有关。微量白蛋白尿、UACR 是高血压导致肾小球早期损伤的敏感指标之一，这是因为高血压早期轻度肾功能受损时，血肌酐、尿素氮均可在正常范围内，但肾小球损伤时滤过屏障破坏，尿微量白蛋白排泄量会增多。微量白蛋白尿被证实是心血管事件的独立预测因素，尿微量白蛋白增高是肾小球或肾小管损伤的重要指标，也是血管内皮损伤的表现。UACR 较单独微量白蛋白尿对早期肾损害更有诊断价值。

四、眼底

高血压性视网膜病变是因全身动脉血液生理指标持续性升高而引发的视网膜内壁结构损害，同时诱导患者的血-视网膜屏障组织结构发生病理性破坏，在一定程度上给患者的视觉生理功能造成不良影响，高血压性视网膜病变可分4级。Ⅰ级：视网膜动脉轻度硬化；视网膜动脉功能性狭窄。Ⅱ级：动静脉交叉征阳性；视网膜动脉有肯定的局部狭窄。Ⅲ级：视网膜有出血、渗出等表现；视网膜动脉明显狭窄收缩。Ⅳ级：视网膜病变加重合并视盘乳头水肿。介于Ⅱ～Ⅳ级的高血压性视网膜病变患者中的左心室肥厚发生率和冠心病发生率显著高于Ⅰ级高血压性视网膜病变患者和无高血压性视网膜病变患者。与此同时，Ⅲ级和Ⅳ级高血压性视网膜病变患者肾小球组织结构的滤过率将会显著降低。视网膜微血管异常可以用来预测心血管病风险。

临界性高血压早期可引起视网膜动脉痉挛、收缩，甚至于视网膜周边与中心区均出现更严重的小动脉收缩，导致动静脉交叉处出现不可逆交叉压迫现象。进一步发展可出现视网膜动脉血管壁增厚、负性重塑、管腔变细、动脉硬化形成。随之出现渗出期，平滑肌和内皮细胞坏死，血浆、脂质渗出，血-视网膜屏障破坏，此时可出现一系列病变，包括形成视网膜微动脉瘤、出血、硬性渗出及棉絮斑。最终导致视网膜供血减少、缺血甚至闭塞从而引起视网膜水肿、出血、缺血或渗出，严重者可出现渗出性视网膜脱离。

视网膜光学相干断层扫描血管造影（optical coherence tomography angiography，OCTA）可以识别早期高血压视网膜动脉微循环损害，针对深层和浅层微血管的密度变化、中心凹无灌注区面积等能做出定量分析，这种独特的先进的光学成像技术可以进行直接、可重复、高效的测量微循环的变化得出定量结果，对高血压眼靶器官损害的早期识别、早期预防和早期精准治疗有重要的临床意义和价值，此外OCTA可应用于恶性高血压视网膜动脉微循环的检测及评价疾病经药物干预后的效果。

五、血管

临界性高血压导致血管损害的机制十分复杂，除了血压升高对血管壁产生机械应力损伤，还包括交感神经和肾素血管紧张素系统活化、氧化应激、内皮激活、血小板活化、胶原转化、细胞外基质的重塑、凝血和纤溶途径及基质金属蛋白酶的变化等多种因素导致的血管结构和功能的变化，这些因素共同促进了动脉粥样硬化的发生和发展。在微血管层面则涵盖了微血管重塑、微血管稀疏等病变，微血管重塑主要指血管在外界因素刺激后出现管壁的增厚和管腔的狭窄；微血管稀疏则指微血管分布密度的降低。微血管病变可到高血压发生发展，高血压又可促进微血管病变加重，进一步升高血压及引起靶器官损害。

1. 血流介导的血管扩张异常

血流介导的血管扩张（flow mediated dilation，FMD）是内皮细胞功能评价最常用的技术，代表NO介导的内皮依赖性血管舒张指数，这项技术采用超声检查肱动脉直径在缺血反应（通常为5分钟）时的变化，FMD代表了反应性充血时肱动脉直径增加的百分比。FMD受损与动脉粥样硬化和心血管病的易发有关，代表亚临床靶器官损害和晚期临床事件的早期阶段。多项研究表明FMD对心血管事件和心血管病死亡具有预测价值。

2. 颈动脉内膜中层厚度增加及粥样斑块

颈动脉内膜中层（carotid arterial intima-media thicknass，cIMT）易于通过血管超声测量，其正常值<0.9 mm，cIMT增加是高血压所致血管损伤的一个显著标志。而斑块的存在可通过局限性cIMT≥1.5 mm，或者局部cIMT较周围增加>0.5 mm或50%确定。收缩压与cIMT增加呈线性持续相关，即使在非高血压患者中，也有助于使用cIMT来识别显性高血压之前的早期血管损伤。

3. 脉搏波传导速度增加

脉搏波传导速度（PWV）增加指心脏每次搏动射血产生的沿大动脉壁传播的压力波传导速度，是动脉僵硬度的指标，通常PWV越快，顺应性越差，动脉的僵硬度越高。常见的PWV检测方法包括颈-股动脉脉搏波传导速度（cfPWV）和肱-踝动脉脉搏波传导速度。正常情况下PWV随着年龄的增大而增大。一般情况下PWV正常值为45岁以下成人<9 m/s；45岁以上<10 m/s。PWV≥13 m/s提示冠状动脉发生病变。cfPWV被定义为测量动脉硬度的金标准，即主动脉的硬度越高，cfPWV越高。cfPWV>10 m/s被认为是无症状器官损害的标志。

动脉僵硬度增加，PWV向前行波速度增加，使得周边动脉向主动脉的向后行波较早反射，即向后行波在心脏的收缩期而不是舒张期就返回升主动脉，这种时间上的变化会导致主动脉收缩压升高、舒张压降低，升高的主动脉收缩压就会增加左心室后负荷，导致左心室肥厚、左心室质量增加、顺应性降低，进而引起左心室舒张功能降低，导致左心房压升高，最终引起左心房室重塑。

4. 踝肱指数异常

踝肱指数（ankle brachial index，ABI）是踝关节处测得的收缩压与肱动脉测得的收缩压之比，是外周动脉疾病的无创性诊断工具，是动脉粥样硬化的指标，并已被证明可预测心血管事件和死亡率。正常人休息时 ABI 的范围为 0.9 ~ 1.3。ABI 值可能提供有关动脉早期不良变化的有用信息，ABI 异常的高血压患者靶器官损害发生风险显著高于 ABI 正常的高血压患者，ABI 检测具有无创、简单、方便等优点，故可用作临界性高血压患者靶器官损害的一项评估指标识别临界性高血压的高危个体，并可能通过促进生活方式的改变来改善血压。

5. 基于肱动脉血流介导的血管扩张异常

基于肱动脉血流介导的血管扩张（FMD）作为一种无创的、反映外周血管内皮功能的指标，已广泛运用于临床研究，其受损代表亚临床靶器官损害和动脉粥样硬化性心血管病，FMD 是高血压患者发生靶器官损害的独立保护因素，且与 FMD > 7.1% 者相比，FMD ≤ 7.1% 的高血压患者可增加列线图中对风险预测结果的权重，相对传统指标而言权重最大。

6. 动态动脉硬化指数异常

动态动脉硬化指数（ambulatory arterial stiffness index，AASI）是最近提出的通过 24 小时动态血压监测来间接评价动脉硬化情况的指标。其原理尚无定论，但多认为与动脉硬化时血管顺应性下降，会导致收缩压和舒张压发生变化有关。在回归方程（DBP = a + b × SBP）中，AASI = 1 – b，DBP 为因变量，SBP 为自变量，目前 AASI 暂无统一规定正常值范围，一般认为 AASI 值越大，血管的顺应性就越差，即动脉硬化越严重。

AASI 是新出现的针对动脉硬化的评估指标，其检测手段便捷、经济，通过收缩压与舒张压的动态变化关系，反映动脉管壁的硬化情况，同时对临界性高血压靶器官损害也有一定的预测价值。但其临床应用尚有争议，目前还未形成统一的观点。

六、靶器官损害相关生物标志物

1. 8 – 羟基 – 2′ – 脱氧鸟苷

8 – 羟基 – 2′ – 脱氧鸟苷（8-hydroxy-2′-deoxyguanosine，8-OHdG）为

DNA 氧化损伤的标志物之一，血清中 8-OHdG 含量越高，高血压靶器官损伤发生率越高、损伤程度越重，可能是由于高血压患者体内高氧化应激状态导致组织内活性氧大量增加从而引起组织细胞损伤及其功能异常。当细胞线粒体中缺乏 DNA 修复体系时，DNA 遭到活性氧攻击，产生大量氧化应激的标志物 8-OHdG，且 8-OHdG 升高组患者其左心室肥厚、脑血管病变、肾损害、视网膜病变比例高于 8-OHdG 正常组。

2. 血清碱性磷酸酶

血清碱性磷酸酶（alkaline phosphatase，ALP）属于一种以游离形式存在于人体组织器官中的含锌糖蛋白，为一组同工酶，早期主要将其作为肝胆及骨疾病的诊断指标。原发性高血压靶器官损伤患者血清 ALP 水平明显升高，血清 ALP 水平与原发性高血压患者靶器官损伤存在明显的相关性，临床可定期监测原发性高血压患者血清 ALP 水平以监测靶器官损伤程度，从而采取治疗措施以延缓疾病进展。此外，ALP 参与了机体血管钙化病理过程，可促进动脉粥样硬化性疾病进展。血清 ALP 还与原发性高血压患者肾功能损害紧密相关。

3. 血清胱抑素 C

血清胱抑素 C（cystatin C，CysC）亦称半胱氨酸蛋白酶抑制剂 C，其与高血压患者的靶器官损害密切相关，对高血压靶器官损害具有一定的预测价值。高血压靶器官损害患者血清 CysC 浓度升高，且以肾损害更为显著，原因可能与 CysC 在肾脏中代谢有关。CysC 直接反映肾小球滤过率变化特征，受肾小球滤过功能影响较大，当发生肾脏早期的损害时传统肾功能标志物如血肌酐、尿素氮可能无明显变化，但血清 CysC 浓度会大幅度上升。

4. miRNA-29

miRNA-29 在高血压所致的靶器官损害中起到了关键作用。在高血压所致的动脉粥样硬化中，过表达的 miRNA-29 能够诱导血管内皮细胞脂质沉积，促进血管平滑肌迁移，形成动脉粥样硬化斑块，从而参与冠心病及脑梗死的发生发展。

5. NLRP3 炎性体

高血压患者 NLRP3 炎性体的活化，与高血压所致心肌肥厚和纤维化、血管内皮损伤和平滑肌增殖、肾脏炎症和纤维化及高血压脑病相关。

七、其他评估指标

1. 心率变异性

心率变异性（heart rate variability，HRV）是指人体逐次心跳周期差异的变化情况，是反映心律失常程度及预测心源性猝死的一个重要指标。对青年原发性高血压患者进行 HRV 检测可较为准确地诊断其是否存在高血压靶器官损害。HRV 的各项指标中包含神经、体液因素对心血管系统调节的相关信息，可将心脏的自主神经活动准确地反映出来，从而有助于临床上诊断高血压靶器官损害。

2. 身体体型指数和身体圆度指数

身体体型指数（a body shape index，ABSI）和身体圆度指数（body roundness index，BRI）是反映肥胖的常用指标。高血压患者组的 ABSI 和 BRI 显著高于非高血压人群组，且回归模型分析显示，在校正传统危险因素后 ABSI 和 BRI 升高的人群中高血压比例显著增高。ABSI 可能是高血压肾损伤和左心室肥厚的独立风险因素。对于临界性高血压或者高度怀疑存在高血压靶器官损伤的患者，ABSI 的测量有助于疾病的预防及对预后的评估，提高患者对高血压治疗的依从性，对患者生活中体重的控制提供指导。

3. 中心动脉压

中心动脉压主要是升主动脉根部的侧压力。它主要包括中心动脉收缩压、中心动脉舒张压和中心动脉脉压。无创检测技术指通过平面压力感受器检测桡动脉压力波形，然后通过相关转换公式模拟中心动脉压力波形，并且通过测量肱动脉血压值估算校正中心动脉血压数值。有创检测方法为中心导管插入和使用压力传感器在升主动脉根部记录压力，但此种方法属于有创操作，专业性高，具有高度侵入性，风险较大，不适合用于大量人群的常规检查。中心动脉压增加会增加左心室的射血负荷，容易导致左心室肥厚、心律失常、左心衰竭等；中心动脉收缩压与左心室肥厚相关性最为密切，可能成为未来降压的新靶点。高血压患者中心动脉压相关指标的增加亦与 UACR 水平升高具有显著相关性。

4. 动态血压

动态血压是监测临界性高血压患者血压波动规律的一项重要手段，24小时、白昼、夜间和清晨收缩压都是靶器官损伤的预测因子，不仅血压水平高低会对临界性高血压患者靶器官产生很大影响，血压昼夜节律紊乱也会损害其靶器官。

5. 胰岛素抵抗

胰岛素抵抗可能是临界性高血压靶器官损害的主要因素之一，其机制可能为：①胰岛素抵抗常伴高胰岛素血症，可提高交感神经兴奋性和激活肾素 – 血管紧张素系统，升高血压的同时介导炎症反应损伤血管内皮，促进血管平滑肌增殖，导致血管内皮增厚、动脉粥样硬化斑块形成，增加外周和肾血管阻力；诱导心肌蛋白合成，促进心肌肥厚。②胰岛素可直接刺激血管平滑肌迁移及增殖，从而促进动脉粥样硬化形成，刺激心肌细胞生长导致心肌肥厚；能刺激主动脉内皮细胞合成分泌内皮素，影响 NO 的合成与释放，抑制前列环素和前列腺素 E2 生成，减弱血管舒张作用，引起外周血管阻力的增加，加重高血压；可刺激内皮细胞生成纤溶酶原激活物抑制物 – 1，导致血液高凝状态，进一步损伤血管内皮。③胰岛素可促进肾小管对水、钠的重吸收，使血容量、心排血量增加，致血压升高，损伤肾脏，促进心肌肥厚；通过收缩出球小动脉而增加跨膜压，使肾脏出现高滤过和高灌注状态，引起肾小球硬化。

6. 脉图参数

脉图是脉管搏动的轨迹，它综合了心脏射血活动和脉搏波沿血管树传播途中携带的各种生理病理信息。脉图参数能一定程度上反映高血压患者的血管功能状态，能预测高血压患者从血管功能状态的改变到靶器官损害的发生或加重的规律。脉图升支是由心脏收缩时，左心室向主动脉射血，主动脉血压上升，引起主动脉脉管弹性扩张，所产生的管壁位移导致。h_1 表示主波幅度，h_3 表示重搏前波幅度，h_3/h_1 主要反映血管壁的顺应性和外周阻力，h_4 表示降中峡幅度，h_4/h_1 主要反映外周阻力高低。

7. 幽门螺杆菌感染

幽门螺杆菌（helicobacter pylori，HP）感染与临界性高血压及其靶器官损害有一定联系，目前多认为 HP 可能通过炎症反应、免疫反应和氧化应激等多种机制直接参与心血管病的发生发展，也可能在脂质代谢紊乱、高同型半胱氨酸血症和动脉粥样硬化等心血管病危险因素的形成中发挥作用。另外，胰岛素抵抗、高盐摄入和遗传因素也是 HP 感染后导致患者血压升高的机制。

8. 同型半胱氨酸

同型半胱氨酸（homocysteine，Hcy）是甲硫氨酸和半胱氨酸循环代谢路径中产生的中间代谢产物，是一种毒性氨基酸。血 Hcy 水平升高可导致血管内皮功能失调、平滑肌细胞增生、脂质代谢异常及血小板功能紊乱，进而使血压升高。伴有血同型半胱氨酸升高（血 Hcy ≥ 10 μmol/L）的高血压又被称为 H 型高血压。高血压和高 Hcy 水平均是心脑血管疾病的高危素，且二者存在协同作用，H 型高血压患者靶器官损害更严重，Hcy 水平升高与 H 型高血压患者血压变异性及左心室重塑密切相关，Hcy 水平也与冠状动脉病变的狭窄程度及冠状动脉病变支数呈正相关，可反映患者的病情严重程度。Hcy 是早期肾损害的独立危险因素，高血压患者同时合并 Hcy 水平升高会加速肾损伤，即 H 型高血压患者较非 H 型高血压患者更易出现早期肾损害。

9. 脂蛋白 a

脂蛋白 a［lipoprotein a，Lp（a）］是一种具有较高致动脉粥样硬化能力的脂蛋白，Lp（a）致动脉粥样硬化的能力较低密度脂蛋白（LDL）更高，且在血浆中的滞留时间较 LDL 长，危害更大。Lp（a）水平是 IMT 的一个强大而独立的预测指标，当 IMT 增厚到一定程度时，就会形成颈动脉粥样硬化斑块。Lp（a）在许多疾病中都起着重要作用，然而其与临界性高血压及临界性高血压靶器官损害的研究较少，且研究结果之间存在一定的差异，在临界性高血压患者已有相关靶器官损害的情况下，高 Lp（a）水平可能会加重靶器官的损害。评估临界性高血压介导的靶器官损害对于患者的危险分层及预后有重要意义，在评估中超声心动图、eGFR、尿蛋白、尿微量白蛋白、眼底镜检查具有良好的心血管病预测价值，其可用性、重复性和成本效益比较高，推荐作为优选的靶器官损害评估指标。IMT、PWV、ABI 等检查手段也作为评估临界性高血压靶器官损害的有效方法。此外，还有某些生物标志物或检查手段也被研究认为是临界性高血压靶器官损害的重要评估方法，值得进一步深入研究。

（李　成　许艺惠）

第四章 临界性高血压的西医治疗

对于临床上是否应该对临界性高血压人群进行西药干预治疗的问题,目前仍存在争议。目前看来,大部分证据都支持生活方式干预及非药物治疗临界性高血压的策略,但西药治疗临界性高血压仍有其临床获益。2006年《新英格兰医学杂志》发表的 TROPHY 及 2008 年德国高血压联盟的 PHARAO 研究,分别对坎地沙坦和雷米普利在临界性高血压进展为高血压过程中的作用进行了评估。结果表明,针对临界性高血压采取降压治疗对于预防其进展为高血压十分重要,可有效减少高血压的发病。

然而,若想在整个社会中普及降压治疗还需计算成本效益。来自《中国高血压临床实践指南》的数据显示,我国 18 岁及以上成人中,仅 SBP 130～139 mmHg 和(或)DBP 80～89 mmHg 的人群占比达 23.2%,预计总人数近 2.43 亿,这意味着处于临界性高血压的人群数量更庞大。另有研究显示,169 名临界性高血压患者需要接受 4.3 年的降压药物治疗才能预防一次中风,因此对所有临界性高血压患者进行降压治疗所引起的社会成本效益仍需进一步评估。因此,尽管临界性高血压的风险明确,早期治疗具有临床获益,但是能否全面普及治疗仍需论证。但在临床中积极开展风险分层、对更高风险的临界性高血压患者进行治疗同时符合临床获益和成本效益。2020年,研究者对于 SPRINT 研究数据进行了二次分析,该研究纳入了 289 名临界性高血压且伴有动脉粥样硬化性心血管疾病(ASCVD)高风险的患者,给予其中 148 人标准治疗,使其血压控制在 140 mmHg 以内;141 人给予强化治疗,将血压控制在 120 mmHg 以内。经过 3.6 年的随访,研究结果显示强化治疗下的收缩压降低可能有利于高危临界性高血压患者心血管发病率和死亡率的一级预防。2022 年《中国高血压临床实践指南》中明确指出,根据最新国际指南推荐的降压药物治疗启动标准,在中国 35 岁及以上人群中,SBP 130～139 mmHg 和(或)DBP 80～89 mmHg 的人群有 22.7% 需要进行降压药物治疗,预计总人数为 3990 万。而根据我国最新的药品价格和医疗保险制度,在我国 35 岁及以上 SBP 130～139 mmHg 和(或)DBP 80～89 mmHg 且无心血管病的人群中，在未来 10 年乃至终身采取降压药物治疗均符合成本效益。

对于 SBP 130~139 mmHg 和（或）DBP 80~89 mmHg 的患者，无论是否合并心血管临床合并症，积极降压均能显著降低心血管事件和死亡风险，死亡风险降低程度与血压下降幅度相关。虽然生活方式干预对 SBP 130~139 mmHg 和（或）DBP 80~89 mmHg 伴 10 年 ASCVD 风险 <10% 的低危患者的血压控制有一定作用，但饮食、运动干预等非药物治疗很难将血压长期维持在稳定的目标。SBP 130~139 mmHg 和（或）DBP 80~89 mmHg 者，其心血管事件发生风险显著高于血压 <130/80 mmHg 者，而采用药物治疗能有效延缓此类患者进展至更高血压水平。因此，对于 SBP 130~139 mmHg 和（或）DBP 80~89 mmHg 伴 0~2 个心血管危险因素的患者，如生活方式干预 3~6 个月后血压仍≥130/80 mmHg，可考虑启动降压药物治疗。

BPLTTC 研究中发现，DBP 每下降 3 mmHg，不同年龄段的高血压患者主要不良心血管事件发生风险均降低且幅度相似。然而，对于 DBP 80~89 mmHg 的患者何时启动降压药物的问题，临床研究中仍然缺乏相关的直接证据。

（段锦龙）

第五章 临界性高血压的中医治疗

第一节 临界性高血压的中药辨证论治

临界性高血压的临床表现与高血压类似，均当属于中医学中"眩晕""厥证""肝风"等范畴。中医药通过综合辨证论治和整体观念，可以系统调节机体阴阳平衡，在降压、维持血压稳定等方面发挥着独特优势。研究显示，临界性高血压患者可以通过中医药治疗显著改善症状，提高生活质量，稳定血压，改善危险因素。

本书以 2022 年中华中医药学会发布的《临界性高血压中医诊疗指南》为依据对本病的治疗进行阐述，指南中通过参考《中医病证诊断疗效标准》2012 版和 2002 年《中药新药临床研究指导原则》等标准中规定的证候诊断，系统回顾了以往临界性高血压辨证分型的相关文献及证候的相关诊断标准，运用德尔菲法调查专家意见，通过三轮的专家咨询，确立了临界性高血压常见的辨证分型及相应的诊断标准。指南认为，本病病位与肝、脾、肾三脏关系密切。根据其病因病机，将其分为痰湿内阻证、肝阳上亢证、肝郁气滞证、痰瘀互结证、肝肾亏虚证 5 种类型。

一、痰湿内阻证

（一）诊断证型

患者主要表现为头重如裹、眩晕昏沉，时有四肢困重，兼有口腻或纳呆、形体肥胖、胸腹痞胀、倦怠多寐、恶心欲呕等表现；痰湿盛者，喉中痰多。舌淡胖或有齿痕，苔白腻，脉滑或濡或缓。

（二）治法治则

燥湿祛痰，降气止眩。

本法适用于痰浊内蕴、清阳被遏、肝风内动之临界性高血压。临床多见眩晕头痛，头重如裹，胸闷呕恶，舌淡胖，苔白厚腻等症。常用药物有茯苓、半夏、陈皮、白术、天麻、甘草、钩藤、川芎、泽泻、牛膝等。多配伍理气健脾药、息风止痉药等。常用方剂有半夏白术天麻汤、苓桂术甘汤、温胆汤等。

（三）常用方剂释义

1. 半夏白术天麻汤《医学心悟》

半夏一钱五分，天麻、茯苓、橘红各一钱，白术三钱，甘草五分，生姜一片，大枣二枚，水煎服。

本方治疗高血压类型为风痰为患，治当化痰息风。故方中以半夏、天麻为君。半夏性温味辛，燥湿化痰、降逆止呕之力颇强，意在治痰。正如《本草纲目·草部》所云："半夏能主痰饮……为其体滑而味辛性温也。"天麻味甘性平，入厥阴经，善平肝息风而止眩，旨在治风。配合白术、茯苓健脾祛湿，使痰湿得以祛除；橘红理气化痰，甘草调和诸药。本方通过化痰、平肝、息风、健脾等功效，调节体内的痰湿、气机不畅。

2. 温胆汤《外台秘要》

半夏、竹茹、枳实各二两，陈皮三两，甘草一两，生姜四两。上六味咀，以水八升煮取二升，分三服。

方中半夏燥湿化痰、降逆止呕，为主药，能够化解痰湿、理气和胃；竹茹清热化痰、和胃降逆，助半夏共同清化痰热，调和肝胃；枳实破气除痞、消积导滞，能够疏通阻滞的气机，解除胸膈痞满之感。橘皮理气化痰，促进气机的运行，防止气滞加重痰湿之因，伴生姜之辛湿，可导癌止呕，即以之温胆。甘草调和诸药，缓急止痛，并且能够和中益脾，使药物更加平和，全方可平肝木，不寒不燥而使胆常温，通过化痰、理气、和胃、健脾的联合作用，能够有效治疗由痰湿阻滞、气机失调引发的高血压症状，尤其适用于因胆胃不和而表现出眩晕、头痛、胸膈痞闷、恶心呕吐的患者。

3. 苓桂术甘汤《伤寒论》

茯苓四钱，桂枝三钱，白术三钱，甘草二钱。水煎服，每日3次。

本方治痰饮为佳，中阳不足、饮停心下而致痰饮内停。中焦阳虚，脾失运化，则湿聚成饮；饮阻中焦，清阳不升，故头晕目眩。治宜温阳健脾化饮，即《金匮要略》"病痰饮者，当以温药和之"之法。方中以茯苓为君，取其甘淡性平，健脾利湿以化饮。饮属阴邪，非温不化，故以桂枝为臣，温阳以化饮。苓、桂相伍，一利一温，颇具温化渗利之效。湿源于脾，脾阳不足，则湿聚为饮，故佐以白术，健脾燥湿，俾脾气健运，则湿邪去而不复聚。使以甘草，调药和中。药仅四味，配伍精当，温而不热，利而不峻，实为治痰饮之和剂。

二、肝阳上亢证

（一）诊断证型

患者主要表现为头胀痛，眩晕，情绪急躁易怒，面红目赤；兼有口干、口苦、耳鸣，语声高亢，失眠，小便黄，大便秘结等热象表现。舌质红，脉弦数或弦细。

（二）治法治则

平肝潜阳，息风止眩。

本法适用于肝阳上亢，亢而化风之眩晕症状。机体素来阳盛，或长期忧思恼怒，肝失条达，以致气郁化火生风，风阳升动，肝气升发太过，或肝肾阴亏于下，肝阳升而无制，亢而化风而见头晕头痛、目眩耳鸣、头重脚轻、肢体麻木、烦躁少寐、舌质红、脉弦数等症。常用药物为钩藤、牛膝、白芍、天麻、川芎、菊花、生地黄、夏枯草、石决明等。多配伍补阴药、化痰药等。常用代表方剂有天麻钩藤饮、羚角钩藤汤等。

（三）常用方剂释义

1. 天麻钩藤饮《中医内科杂病证治新义》

天麻9 g，钩藤15 g（后下），石决明30 g（先煎），山栀9 g，黄芩9 g，川牛膝12 g，杜仲9 g，益母草9 g，桑寄生9 g，夜交藤15 g，朱茯神9 g。取上药放入500 mL水中，煮取约250 mL，分2次温服，早晚各1次。

本方证为肝肾不足，肝阳偏亢，肝风上扰所致。肝肾不足，肝阳偏亢，风阳上扰，则头痛、眩晕；阳亢化热扰心，则失眠；风火内扰，则舌红苔黄、脉弦数。治宜平肝息风，兼以清降、补肾、安神。方中天麻平肝息风止眩，钩藤清肝息风定眩，共为君药。石决明长于平肝潜阳、清热明目，助君平肝息风；川牛膝活血利水，引血下行，直折亢阳，共为臣药。益母草活血利水，与川牛膝配伍以平降肝阳；山栀、黄芩清肝降火，以折其亢阳；杜仲、桑寄生补益肝肾，以治其本；夜交藤、朱茯神宁心安神，为佐药。诸药合用，标本兼顾，以平肝息风治标为主，兼以补益肝肾、清热安神。

2. 羚角钩藤汤《通俗伤寒论》

羚角片一钱半（先煎），霜桑叶二钱，京川贝四钱（去心），鲜生地黄五钱，双钩藤三钱（后入），滁菊花三钱，茯神木三钱，生白芍三钱，生甘草八分，鲜刮淡竹茹五钱（与羚角先煎代水）。水煎服。

本方主治热盛动风、肝风内动，何秀山喻之为"凉肝息风、增液舒筋之良方"。羚角片咸寒入肝，清热凉肝息风；双钩藤甘寒入肝，清热平肝、息风解痉，方中两者合用，相得益彰，清热凉肝、息风止痉之功益著，共为君药。霜桑叶、滁菊花辛凉疏泄、清热平肝，助君凉肝息风，用为臣药。生白芍、鲜生地黄滋养阴液，标本兼治。诸药相配，共奏凉肝息风之功。

三、肝郁气滞证

（一）诊断证型

患者主要表现为心情抑郁，胸部满闷，胁肋胀痛，善太息或烦躁失眠，兼见头晕目眩、乳房胀痛，或口苦咽干、呕恶。舌质淡，苔薄白，脉弦。

（二）治法治则

疏肝理气，清利胆火。

本法适用于肝郁气滞、气郁化火型临界性高血压患者。肝气郁结，气郁上逆，肝阳上亢，阳亢化风，上扰清窍，可引起眩晕等多种症状。如《素问·举痛论》言："百病生于气也。"肝郁气滞日久还可化热、生湿、成痰、致瘀，导致多种病理产物共同上蒙清窍，进一步加重病情。常用药物为青皮、枳壳、柴胡、乌药、木香、厚朴、槟榔、草果仁、豆蔻、砂仁等。多配伍清热药，常用代表方剂为柴胡疏肝散。

（三）常用方剂释义

柴胡疏肝散《景岳全书》
柴胡二钱，陈皮二钱（醋炒），川芎一钱半，芍药一钱半，枳壳一钱半（麸炒），甘草五分（炙），香附一钱半。水煎，食前温服。

本方以柴胡为君，调肝气、散郁结。臣以香附专入肝经，既疏肝解郁，又理气止痛；川芎辛散，开郁行气、活血止痛，二药共助君药疏肝理气止痛。佐以陈皮理气行滞和胃，醋炒以增入肝行气之功；枳壳理气宽中、行气消胀，与陈皮相伍以理气行滞调中；芍药、甘草养血柔肝、缓急止痛。炙甘草调和诸药，兼作使药。诸药合用，能理肝气、养肝血、和胃气，诚为疏肝理气解郁之良方。

四、痰瘀互结证

（一）诊断证型

患者多表现为头有刺痛，痛处固定或拒按，唇色紫暗，胸闷痰多，兼有身重困倦、纳呆恶心。舌质紫暗，舌体瘀斑，舌脉曲张，苔滑腻，脉弦涩。

（二）治法治则

祛痰化瘀，活血通络。

本法是运用活血化瘀类、化痰类等药物祛除体内阻滞之瘀血、痰浊以调畅气血运行，恢复脏腑功能的一种方法。具有祛痰化瘀、疏通经络的作用，适用于痰瘀互结、毒损心络型的临界性高血压患者。临床可见眩晕、头重、胸闷、腰酸与舌质紫暗、瘀斑瘀点、舌苔滑腻并见等症。其常用药物有川芎、莱菔子、泽泻、钩藤、丹参、枳壳、茯苓等。临床应用多配伍理气药、补益药、平肝息风药、祛风通络药等。常用代表方剂有半夏白术天麻汤合用桃红四物汤、通窍活血汤等。

（三）常用方剂释义

1. 桃红四物汤《医宗金鉴》

白芍、川当归、熟地黄、川芎、桃仁各三钱，红花二钱。

本方以破血之品桃仁、红花活血化瘀；以熟地黄、川当归滋阴补肝、养血调经；白芍养血和营；川芎活血行气，调畅气血。全方配伍使瘀血祛、新血生、气机畅。以疏通气血、祛瘀活血为功用，恢复气血的正常运行。

2. 通窍活血汤《医林改错》

方中赤芍、川芎行血活血，桃仁、红花活血通络，葱、姜通阳，麝香开窍，黄酒通络，佐以大枣缓和芳香辛窜药物之性。其中麝香味辛性温，开窍通闭、解毒活血，因而用之为主药，与姜、葱、黄酒配伍更能通络开窍，通利气血运行之道路，从而使赤芍、川芎、桃仁、红花更能发挥其活血通络的作用。

五、肝肾亏虚证

（一）诊断证型

患者主要表现为耳鸣或脑鸣，伴见头晕眼花、两目干涩、腰膝酸软，兼有两胁隐痛、视物模糊、失眠健忘、男性遗精或滑精、女子月经量少等表现。舌质红，少苔，脉弦细。

（二）治法治则

滋养肝肾，养阴填精。

本法滋养肾阴以养肝阴，具有育阴潜阳、柔润定风等作用，适用于肝肾阴虚、肝阳上亢、虚风内动证的临界性高血压，尤宜于老年患者症见腰酸腰痛、耳鸣、夜尿频数、脉沉细等。常用药物有枸杞、牛膝、山茱萸、熟地黄、茯苓、牡丹皮、菊花、生地黄、泽泻、杜仲、钩藤、山药等。应用时多以滋补肝肾药为主配伍活血药、化痰药、息风止痉药等。代表方剂如左归饮、镇肝熄风汤、大定风珠等。

（三）常用方剂释义

1. 左归饮《景岳全书》

熟地二三钱或加至一二两，山药二钱，枸杞二钱，炙甘草一钱，茯苓一钱半，山茱萸一二钱（畏酸者少用之）。水二盅，煎七分，空腹服。

本方为壮水滋阴之剂。方中重用熟地为君药，甘温滋肾，滋阴补血。山茱萸涩精敛汗，枸杞养肝益精，为臣药。佐以山药益气补脾，茯苓淡渗健脾。炙甘草和中益气，为使药。诸药配伍，以行滋肾、养肝、益脾之功。

2. 镇肝熄风汤《医学衷中参西录》

怀牛膝一两，生赭石一两，川楝子两钱，生龙骨五钱，生牡蛎五钱，生龟板五钱，生杭芍、玄参、天冬各五钱，生麦芽、茵陈各二钱，甘草一钱半。

方中重用怀牛膝引血下行，折其阳亢，兼滋养肝肾，为君药。生赭石重镇沉降，镇肝降逆，与怀牛膝相配，引气血下行；生龙骨、生牡蛎潜阳降逆，既可潜降上亢之肝阳，又可平镇上逆之气血，共为臣药。生龟板、玄参、天冬、生杭芍滋阴养血，柔肝息风，使阴液充足以制阳亢；肝为刚脏，喜条达而恶抑郁，过用重镇之品，势必影响其条达之性，故用茵陈、川楝子、生麦芽清泻肝阳，调达肝气，共为佐药。甘草调和诸药，与生麦芽合用，又能养胃和中为使。诸药合用，以镇肝息风为主，又能滋阴潜阳，标本兼治，而以治标为主。

3. 大定风珠《温病条辨》

生白芍六钱，阿胶三钱，生龟板四钱，干地黄六钱，麻仁二钱，五味子二钱，生牡蛎四钱，麦冬连心六钱，炙甘草四钱，生鸡子黄二枚，生鳖甲四钱。以水浓煎诸药，去滓，趁热入鸡子黄于内，搅匀，分二次，温服。

本方重用味厚滋补药以滋阴养液，填补欲竭之真阴，平息内动之虚风。方中生鸡子黄味甘入脾，镇定中焦，上通心气，下达肾气；阿胶为血肉有情之品，补血滋阴力强，为治血虚之要药，二药合用滋阴以息风，共为君药。重用生白芍、麦冬、干地黄滋阴柔肝，滋水涵木；阴虚则阳浮，故配生龟板、生鳖甲、生牡蛎沉潜之品，滋阴潜阳，共为臣药。君臣相配，以填补欲竭之真阴，平息内动之虚风。各药合用，则阴液增、浮阳潜、虚风息。

（王天琳）

第二节　临界性高血压的中成药治疗

一、肝阳上亢型

（一）强力定眩片

强力定眩片由天麻、杜仲、野菊花、杜仲叶、川芎组成，可降压、降脂、定眩，临床用于肝阳上亢、肝肾亏虚证。肝肾阴虚无力制约肝阳，肝阳独亢于上，则会出现头目胀痛、眩晕耳鸣、心烦易怒、腰膝酸软等症状。组成中以天麻、野菊花降火平肝，杜仲补肝肾、强筋骨，天麻、川芎祛风止痛。一项强力定眩片的随机、双盲、安慰剂对照、多中心试验表明，强力定眩片联合苯磺酸氨氯地平片治疗 12 周后，强力定眩片组收缩压和舒张压明显低于安慰剂组，并能显著改善中医症状，尤其是头晕、浮躁、失眠、耳鸣，而且是一种相对安全的药物，可以在中医指导下作为临界性高血压的辅助治疗药物。有研究表明，对于肝阳上亢型临界性高血压，强力定眩片联合改善生活方式可有效降低患者高血压的转化率，改善患者血压水平，减轻头昏脑胀、心烦易怒、腰膝酸软等症状，提高患者生活质量。一项专家共识强烈推荐用强力定眩片治疗临界性高血压，可降血压、缓解头昏脑胀等症状。有研究表明，强力定眩片联合坎地沙坦酯片治疗原发性高血压的效果优于单用西药。临界性高血压所致眩晕伴肝肾阴虚症状明显时可用强力定眩片治疗。用药方法：口服，4~6 片/次，3 次/日，餐后服用。

（二）松龄血脉康胶囊

松龄血脉康胶囊由鲜松叶、葛根、珍珠层粉组成，可平肝潜阳、镇心安神，临床用于肝阳上亢证。鲜松叶可安神、稳定血压，珍珠层粉以镇静安神，葛根可升阳。有研究表明，对于临界性高血压，松龄血脉康胶囊联合改善生活方式可有效降低患者的血压水平。一项随机对照研究表明，松龄血脉康胶囊可以有效降低轻度原发性高血压患者的血压和血脂水平。还有研究表明，松龄血脉康胶囊治疗轻度高血压的疗效不劣于氯沙坦。由于松龄血脉康胶囊还可改善血脂水平，因此临界性高血压伴血脂高的患者可以优选服用松龄血脉康胶囊。用药方法：口服，3 粒/次，3 次/日，餐后服用。

（三）天麻钩藤颗粒

天麻钩藤颗粒由天麻、钩藤、石决明、栀子、黄芩、牛膝、杜仲（盐制）、益母草、桑寄生、首乌藤、茯苓组成，可平肝息风、清热安神，临床可用于肝阳上亢引起的头痛、眩晕、耳鸣、眼花、震颤、失眠等症状。有研究表明，天麻钩藤颗粒联合常规西药可有效降低高血压患者的收缩压、舒张压，改善患者临床疗效和中医证候疗效，且可减少不良反应。此外天麻钩藤颗粒防治高血压、心律失常、高脂血症、头痛、眩晕、脑出血、脑梗死等心脑血管疾病的临床研究已取得了一定进展，在改善心脑血管疾病患者临床症状方面有明显的优势。一项随机对照研究表明，天麻钩藤颗粒联合非洛地平片对高血压患者眩晕头痛、腰酸膝软、五心烦热、心悸失眠、耳鸣健忘等中医证候的改善情况明显优于单纯用非洛地平片治疗。有研究表明，天麻钩藤颗粒单用或联合常规治疗可有效降低高血压患者的收缩压，改善中医证候，且疗效优于常规治疗。临床上临界性高血压所致眩晕且伴烦热失眠等症状时可用天麻钩藤颗粒。用药方法：开水冲服，1袋/次，3次/日，餐后服用。

（四）鲜天麻胶囊

鲜天麻胶囊主要由天麻组成，可以祛风止痛，用于肝阳上亢证。中医认为"诸风掉眩，皆属于肝"，因此对于肝阳上亢型的临界性高血压，可以通过祛风潜阳以止眩降压。鲜天麻胶囊中天麻素含量较高。有研究表明，天麻素可以通过保护血管内皮、抑制血管重塑等途径调节高血压患者的血压水平，辅以天麻素的降压效果优于单纯应用西药，并且能降低不良反应的发生率。临床上临界性高血压患者伴头痛较重时可以服用鲜天麻胶囊。用药方法：口服，1~2粒/次，3次/日，餐后服用。

（五）全天麻胶囊

全天麻胶囊主要由天麻组成，可以平肝息风，用于肝阳上亢证，临床上可治疗头痛、眩晕、肢体麻木等症。有研究发现，全天麻胶囊可通过扩张小动脉和微血管来改善血压水平，联合硝苯地平缓释片治疗原发性高血压效果更佳；还能增加椎动脉血流以调节颅内血管紧张度，改善高血压头痛的症状，搭配苯磺酸氨氯地平片疗效更佳。临床上临界性高血压患者伴头痛明显时可以服用全天麻胶囊。用药方法：2~6粒/次，3次/日，餐后服用。

（六）藤丹胶囊

藤丹胶囊由钩藤、夏枯草、猪胆膏、桑寄生、丹参、车前子、川芎、三七、防己、黄芪组成，可平肝息风、泻火养阴、舒筋通络，用于肝阳上亢、阴血不足证。临床上可治疗眩晕耳鸣、头目胀痛、急躁易怒、颜面潮红、肢体震颤等症状。药物组成中以钩藤、夏枯草为君药。钩藤可清热平肝、息风止痉，扩张周围血管，是降压的常用药；夏枯草可清热泻火，适用于血压波动属肝阳上亢证；猪胆膏、车前子可清肝火；桑寄生可补肝肾；丹参可养血活血；川芎、三七、防己、黄芪可养血活血，通调血脉。有研究表明，藤丹胶囊不仅可以有效降低血压，还能防止自发性高血压患者发生肾损伤。有研究发现，藤丹胶囊可通过介导芳香烃受体信号通路保护原发性高血压大鼠内皮功能。临床上临界性高血压患者伴肢体震颤等阴血不足症状，且伴肾功能损伤时可以选用藤丹胶囊。用药方法：口服，3粒/次，3次/日，餐后服用。

（七）牛黄降压丸

牛黄降压丸由羚羊角、珍珠、水牛角浓缩粉、人工牛黄、冰片、白芍、党参、黄芪、决明子、川芎、黄芩提取物、甘松、薄荷、郁金组成，可以清心化痰、平肝安神，用于心肝火旺、痰热壅盛证。临床可用于治疗头晕目眩、头痛失眠、烦躁不安等症状，以及临界性高血压见上述证候者。一项专家共识表明，牛黄降压丸适用于高血压1、2级的治疗，并可抑制交感神经活动，从而缓解头痛、烦躁、焦虑等症状。临床上临界性高血压患者见心肝火旺症状明显者可以服用牛黄降压丸。用药方法：口服，小蜜丸20～40丸/次，大蜜丸1～2丸/次，1次/日，餐后服用。

二、脾虚痰湿型

眩晕宁片

眩晕宁片由泽泻、白术、茯苓、制半夏、女贞子、墨旱莲、菊花、牛膝、陈皮、甘草组成，功效为健脾利湿、滋肾平肝，用于痰湿中阻、肝肾不足证。中医认为脾主运化，若脾失运化则痰饮内生，痰饮阻碍使清阳不升，且脾化生气血功能受影响，则会出现头晕目眩、神疲乏力等症状。临界性高血压可归属于中医学"眩晕"范畴，"无痰不作眩"，药物组成中以白术健脾益气、燥湿化痰，茯苓健脾渗湿，泽泻利水渗湿，制半夏、陈皮燥湿化痰，女贞子、墨旱莲、菊花、牛膝补益肝肾。有动物实验研究表明，眩晕宁片可明显降低肾性高血压和自发性高血压小鼠的血压。一项随机对照研究表明，眩晕宁片联合阿托伐他汀对高血压2级的降压效果优于单独使用阿托伐他汀。另一项随机对照研究表明，眩晕宁片对高血压2级的降压效果优于牛黄降压丸。临床上临界性高血压患者眩晕症状明显，见肝肾阴虚诸症者可以服用眩晕宁片。用药方法：口服，2～3片/次，3次/日，餐后服用。

三、气滞血瘀型

（一）心可舒片

心可舒片由丹参、葛根、三七、山楂、木香组成，可活血化瘀、行气止痛，用于气滞血瘀证。气行则血行，气滞则血凝，瘀血阻滞气机运行，不通则痛，临床可出现胸闷心悸、头晕头痛。此药可用于冠心病心绞痛和高血压的治疗。药物组成中以丹参、三七活血化瘀止痛，山楂、木香行气散瘀止痛，葛根温心阳。3 项研究表明，心可舒片联合常规西药治疗高血压的效果优于单独用西药治疗，且能更好地保护靶器官。心可舒片联合缬沙坦治疗高血压左心室肥厚的效果优于单用缬沙坦，能有效降低患者血压水平，逆转左心室肥厚，改善心室功能。心可舒片联合血管紧张素受体阻滞药可有效降低患者血压，治疗房性期前收缩及室性期前收缩，以及高血压所致心律失常，且联合用药的疗效均优于单用西药治疗。2 项研究表明，心可舒片联合常规降压药能明显降低原发性高血压合并焦虑抑郁患者的血压水平，缓解患者的焦虑抑郁情绪。临床上临界性高血压伴气滞血瘀所致胸痛等症状者可以服用心可舒片。用药方法：口服，4 片/次，3 次/日，餐后服用。

（二）通心络胶囊

通心络胶囊由人参、水蛭、全蝎、赤芍、蝉蜕、土鳖虫、蜈蚣、檀香、降香、乳香（制）、酸枣仁（炒）、冰片组成，可益气活血、通络止痛，用于气虚血瘀证。气行则血行，气虚无力推动血液运行则血液会凝滞成瘀血。药物组成中人参补气，水蛭、赤芍、土鳖虫活血化瘀；全蝎、蜈蚣通络止痛；檀香、降香理气止痛；制乳香、冰片止痛；炒酸枣仁收敛，防止其余诸药走窜力过强。有随机对照研究表明，通心络胶囊在治疗高血压中存在一定有效性。2 项随机对照研究表明，通心络胶囊可明显改善临界性高血压患者的血压水平。有 Meta 分析结果表明，通心络胶囊联合他汀类药物能有效降低冠心病合并高血压患者血压水平，降低 LDL-C，且不良反应少。有研究表明，通心络胶囊联合沙库巴曲缬沙坦可有效治疗高血压合并慢性心力衰竭患者，改善心功能，抑制心室重塑。临床上临界性高血压伴气虚血瘀所致少气乏力、胸痛等症状者可服用通心络胶囊。用药方法：口服，2~4 粒/次，3 次/日，餐后服用。

四、阴阳两虚型

（一）左归丸

左归丸由熟地黄、菟丝子、牛膝、龟板胶、鹿角胶、山药、山茱萸、枸杞子组成，可滋肾补阴，用于肾精不足证。患者临床上常出现五心烦热、潮热盗汗、颧红咽干、舌红少苔等症状。2 项随机对照研究表明，左归丸联合常规西药治疗肾精不足型高血压患者的效果优于单独用西药治疗，且可保护肾功能，减轻临床症状。有研究表明，左归丸加减联合西药治疗肾阴亏虚型高血压的有效率远高于单独用西药治疗。临床上临界性高血压伴肾阴虚症状明显者可以服用左归丸治疗。用药方法：口服，9 克/次，2 次/日，餐后服用。

（二）金匮肾气丸

金匮肾气丸由地黄、山药、酒山茱萸、茯苓、牡丹皮、泽泻、桂枝、炙附子、牛膝、盐车前子组成，可温补肾阳、化气行水，用于肾阴阳两虚证，患者临床可见腰痛脚软、身半以下常有冷感、小便不利、畏寒肢冷。一项随机对照研究表明，金匮肾气丸联合生活方式干预可有效治疗临界性高血压，并降低患者颈动脉内膜中层厚度。有研究表明，金匮肾气丸联合苯磺酸氨氯地平片可有效降低患者血压，疗效优于单纯用西药治疗。一项随机对照研究表明，在高血压常规治疗基础上联合金匮肾气丸，可以提高疗效，改善症状，一定程度上保护肾功能，控制血脂水平。现代药理学研究发现金匮肾气丸一定程度上可以调节下丘脑 - 垂体 - 靶腺轴，调节脂质代谢，从而调节血压。临床上临界性高血压伴肾阳虚症状明显，且血脂较高者可以服用金匮肾气丸。用药方法：口服，4～5 克/次，2 次/日，餐后服用。

（左文茜）

第三节 针灸治疗

中医药疗法干预临界性高血压在临床上越来越受重视，其在调控患者体循环血压、改善临床症状及延缓疾病进展方面具有显著效果。随着中医药疗法在临界性高血压治疗中的比重不断增加，其对于本病的治疗优势日渐凸显。非药物疗法是中医特色治疗方法，包括针刺、艾灸、脐疗、足疗、贴穴、穴位按摩、刮痧、放血等。

一、针刺

本节主要介绍非药物疗法中的针灸疗法。针灸是中医学的非药物疗法之一，在临床上深受重视和广泛应用，在众多疾病中显示出了其独特的疗效，为国内外学者所认同。在目前临证治疗中，也将针灸作为干预临界性高血压的措施之一。针灸对于治疗临界性高血压，具有即时降压效果显著、临床疗效显著、安全无不良反应等优势，可延缓临界性高血压进展，保护心、脑、肾等重要靶器官，提高患者生活质量，体现出治未病思想与个体化辨证论治的结合，为临界性高血压的治疗开辟了一个崭新的途径。目前针刺治疗临界性高血压以病、证、症结合为基础，在降低血压的同时注重整体思想，病证结合，标本兼治，动静结合。

（一）针刺的起源与发展

针具起源于砭石，在原始人时期，人类已学会将石片加工成各种尖利的形状，针术亦随之萌芽。《说文解字》记载："砭，以石刺病也"；《山海经》中有云："有石如玉，可以为针"。后随着生产力的发展，陆续出现骨针、竹针、陶针、青铜针、金属针。《素问·异法方宜论》记载："九针者，亦从南方来。"针刺由"制砭石大小"发展到九针，标志着针法的形成。《黄帝内经》中多篇涉及九针的应用及其所形成的理论，关于各种刺法及补泻手法也论述详尽，为后世针刺方法的发展奠定了基础。目前，随着传统针法与物理疗法、药物注射等法结合，发展出应用广泛的电针、电热针、红外线照射、激光针、电磁针等。

毫针为古代"九针"之一，因其针微细，故又称"微针""小针"，是临床应用最为广泛的一种针具，适用于全身任何穴位。

（二）针刺的治疗原则

《黄帝内经》载："百病之生，皆有虚实""凡用针者，虚则实之，满则泻之，宛陈则除之，邪盛则虚之"，可见，针刺通过选用不同的补泻方法，促使人体功能恢复正常。针刺补泻，是根据《灵枢·经脉》所载"盛则泻之，虚则补之，热则疾之，寒则留之，陷下则灸之，不盛不虚以经取之"为原则确立的，以补虚泻实为目的的针刺法。

（三）针刺的现代研究

现代研究证明，针刺治疗对临界性高血压患者具有改善症状的作用和降低血压的效果。针灸降低血压确实有一定的客观物质基础，它与神经系统调节、血流动力学、心血管活动、体液调节等多个方面的影响有关。

（四）临界性高血压的针刺辨证治疗

本书以 2022 年中华中医药学会发布的《临界性高血压中医诊疗指南》为依据对本病的治疗进行阐述，指南将此病的辨证主要分为 5 个证型：痰湿内阻证、肝阳上亢证、肝郁气滞证、痰瘀互结证、肝肾亏虚证，相关的症状、体征、舌象、脉象等临床表现详见第五章第一节。现将其针刺选穴及治疗简述如下。

1. 痰湿内阻证

【处方】足三里、丰隆、中脘、阴陵泉。

【随证加减】头重如裹者，配太阳；便溏者，配上巨虚、天枢。

【方义】足三里为足阳明胃经合穴，取其和胃健脾、升降气机。丰隆为胃经络穴，又为祛痰要穴，善化痰安神。中脘为胃经募穴，又为腑会，当胃之中部，与足三里募合相配，主和胃健脾、通腑降气。阴陵泉为足太阴脾经合穴，可健脾渗湿。

【操作方法】足三里、丰隆、阴陵泉均直刺 1.5～2 寸，提插捻转使针感向下或向上放射。足三里平补平泻，丰隆、阴陵泉用泻法。中脘斜向下刺，使针感传至胃部，用补法。

2. 肝阳上亢证

【处方】太冲、风池、太溪、肾俞、三阴交。

【随证加减】头痛者，配太阳；眩晕者，配率谷。

【方义】太冲为足厥阴肝经输、原穴，可平肝潜阳、息风止痉。风池为足少阳胆经与阳维脉之会穴，可泻肝胆火、清利头目。太溪为足少阴肾经原穴，与肾俞为俞原配穴，补肾滋阴，滋肾阴可制肝木太过。三阴交为肝、脾、肾三经交会穴，配之滋阴之力将大增。

【操作方法】太冲可直刺 0.5～0.8 寸，提插捻转至酸胀感明显，用泻法。风池针尖朝下刺入，向鼻尖斜刺 0.8～1.2 寸，要注意，因风池深部为延髓，忌大幅度提插捻转。太溪直刺 0.5～0.8 寸，用补法。肾俞直刺 0.8～1.2 寸，用补法。三阴交直刺 1～1.5 寸，提插捻转用补法，使针感上下传导。

3. 肝郁气滞证

【处方】太冲、足三里、膻中、内关、风池。

【随证加减】胸胁胀痛者，配期门；腹胀者，配支沟。

【方义】太冲为足厥阴肝经原穴，可疏肝理气、开郁散结。足三里为足阳明胃经下合穴，可健脾疏郁、和胃降逆，同时可防肝经相侮。膻中为八会穴之气会，通调一身之气，具有宽胸降逆之功。风池为足少阳胆经与阳维之会，主疏肝利胆、清利头目。内关为手厥阴心包经络穴、八脉交会穴，通阴维脉，与其合于胃、心、胸，主宁心安神、疏肝和胃。

【操作方法】太冲可直刺 0.5 ~ 0.8 寸，用泻法，捻转至针感向下放射至足尖。足三里直刺 1.5 ~ 2 寸，提插捻转使针感向周围放射，可用泻法。膻中提捏进针，向下平刺，有胀感为度。风池针尖朝下刺入，向鼻尖斜刺 0.8 ~ 1.2 寸，要注意，因风池穴深部为延髓，忌大幅度提插捻转。内关位于两筋之间，直刺 0.5 ~ 1 寸，得气宜平补平泻。

4. 痰瘀互结证

【处方】血海、足三里、百会、膈俞。

【随证加减】痰多者，配丰隆；身有刺痛者，配地机；胸闷者，配膻中。

【方义】膈俞为八会穴之血会，血海为脾经要穴，为治血证要穴，脾主统血，两穴合用，调血活血，化瘀行血。足三里为足阳明胃经之合穴，取其健运脾胃、祛湿化痰。百会属督脉，位于诸阳之会，为一身穴之最高处，调畅气机、升清化浊。

【操作方法】血海、足三里可直刺 1.5 ~ 2 寸，提插捻转至针感向上下放射，用泻法。膈俞向棘突或向下斜刺 0.5 ~ 0.8 寸，以局部有胀感为度，平补平泻。百会穴向后平刺入 0.5 ~ 0.8 寸，提插捻转至有酸胀感为度，用泻法。

5. 肝肾亏虚证

【处方】肝俞、肾俞、太溪、绝骨、三阴交。

【随证加减】头晕目眩者，配后顶、天柱；耳聋耳鸣者，配率谷。

【方义】太溪为足少阴肾经之原穴，《黄帝内经》有云："五脏有疾，取之十二原"，取之滋水涵木，补益肾精。肝俞、肾俞均为足太阳膀胱经腧穴，取其温阳化气，以补肝肾之气。绝骨为八会穴之髓会，取其填精益髓之功。三阴交为肝、脾、肾三经交会穴，配之加强滋补肝肾之功。

【操作方法】肝俞向棘突方向斜刺入 1 ~ 1.5 寸，捻转使针感向四周扩散。肾俞直刺 1 ~ 1.5 寸，捻转得气，使针感到达腰骶部。太溪穴向外踝方向刺入，进针 0.5~1 寸，使针感向下放射至足底涌泉穴。绝骨、三阴交均直刺进针 1~1.5 寸，提插捻转至针感上下放射。以上穴位均用补法。

（五）针刺的操作及异常情况处理

1. 针刺的操作规范

（1）根据中医基础理论及经络诊察，明确病变部位及所属经络、脏腑，确定治则、处方、手法。

（2）严格消毒，根据所选穴位选择合适的体位、进针深度及强度，根据病情选择合适的补泻手法、留针时长等。

（3）针刺完成后，仔细查看针孔有无出血，以及是否有不适感，核查针数以免遗漏。

2. 针刺常见异常情况

（1）晕针指在针刺过程中出现晕厥的情况。

原因：多见于初次接受针刺治疗，或空腹、气血虚弱、精神紧张等情况，患者出现头晕恶心、眼花、面色苍白，甚至神志昏迷。

处理：立即停止针刺，将针全部起出。让患者平卧，予温水或糖水服下，休息片刻。重症可手指点按内关、水沟。

预防：针刺时随时关注患者反应及耐受情况。对于初次接受针刺治疗的患者，耐心解释，使其放松，尽量选择卧位，有利于患者放松，嘱患者不要在饥饿或运动大汗后立刻针刺。

（2）滞针指行针或留针时，针下滞涩，难以转动或取出。

原因：患者精神紧张，针刺部位肌肉剧烈紧张；或施术者单一方向转动过多，导致肌纤维缠绕针身。

处理：使患者放松情绪，肌肉放松后慢慢取出，或在滞针穴位附近轻轻按摩放松肌肉；如因单方向转动导致滞针，反方向转回即可。

（3）血肿指起针后针刺部位出现瘀血或肿胀引起疼痛。

原因：针刺时刺伤小血管。

处理：如症状轻微，无须特殊处理，休息几日可自行痊愈。如出现鼓包，可用消毒棉签按压直至鼓包消失，疼痛可慢慢消失；如局部青紫明显，可先冷敷，24 小时后热敷，可加速血瘀消散。

预防：进针前应先用押手扪触穴位，进针要轻巧；起针时可轻轻按压穴位，避免出现大面积血肿。

二、灸法

（一）灸法的起源与发展

灸法，是利用艾绒或其他药物，在穴位或患部熏灼、贴敷，使其产生温热性或化学性刺激，通过经络穴位的作用达到治疗目的的一种古老治疗方法。随着针灸学的发展，灸法的作用原理、临床治疗效果、适应证、禁忌证及灸法的补泻、灸治的方法都得到了极大的重视和发展。

灸法选用艾作为主要灸料。艾性味苦、辛、温，我国各地均有生长，以蓟州产为最佳。灸法除用艾作为最常用的原料外，其他灸法也有用灯心草、桑枝、桃枝、硫黄、斑蝥、白芥子等作为灸疗材料的。

（二）灸法的治疗范围

灸法应用范围较广，早在《黄帝内经》中即有较多论述，如《灵枢·官能》云："针所不为，灸之所宜""阴阳皆虚，火自当之……经陷下者，火则当之。结络坚紧，火所治之"。灸法的作用和适应证与针刺、药物一样应用广泛。内、外、妇、儿及各科急慢性病，不论寒热、虚实、阴阳、表里，都是灸法的适应证。目前临床上以治疗寒性病、慢性病及一切阳虚久病者为多，总结其有如下作用：温经通络，活血通痹；疏风解表，温中散寒；温阳补虚，回阳固脱；补中益气，升阳举陷。

灸法与针刺均以经络腧穴为基础，只是刺激方法不同。灸法虽易于掌握，但临床施治中还需多加注意，应根据患者的体质及病情选择合适的灸法，注意艾灸过程中避免烫伤或着火。

（三）灸法的现代研究

灸法可有效降低临界性高血压患者的血压水平，多项现代研究表明艾灸在降低血压的同时也可改善机体代谢异常。艾灸的温热效应能刺激皮肤感受器，激发神经系统功能；艾灸燃烧释放的红外辐射作用在特定的穴位，能为细胞代谢和免疫功能提供能量；艾通过燃烧释放出芳香气味的物质，具有抗炎、抗疲劳、抗氧化、止痛、缓解精神压力、改善情绪及降低血压等作用；艾燃烧的灰烬同时具有清除自由基的作用。

（四）临界性高血压的灸法辨证治疗

本病主要辨为痰湿内阻证、肝阳上亢证、肝郁气滞证、痰瘀互结证、肝肾亏虚证5种证型，相关症状、体征、舌象、脉象等临床表现详见第五章第一节。

1. 痰湿内阻证

【处方】丰隆、足三里、内关、中脘、脾俞。

【方义】足三里为足阳明胃经合穴，取其和胃健脾、升降气机。丰隆为胃经络穴，又为祛痰要穴，善化痰安神。中脘，任脉穴，为胃经募穴，又为腑会，当胃之中部，与足三里募合相配，主和胃健脾、通腑降气。内关属手厥阴心包经，为本经络穴，又是八脉交会穴之一，通于阴维脉，主治胃、心、心包络疾病及与情志失和、气机阻滞有关的病变。脾俞为脾之背俞穴，与足三里、内关相配，以理气和胃、降逆化浊。

【操作方法】每次选3~4穴，不宜太多，轮流使用。采用温和灸，时间20~30分钟，每日或隔日1次，10次为1个疗程。

2. 肝阳上亢证

【处方】涌泉。

【方义】涌泉乃足少阴肾经首穴。《黄帝内经》云："肾出于涌泉，涌泉者足心也。"其可通过滋肾水，克制肝木之亢。

【操作方法】取俯卧位。采用雀啄灸法，将艾灸一端在穴位皮肤处均匀地上下移动施灸，每日灸15分钟。如阳亢明显，伴头痛头晕重者，可加耳尖放血。

3. 肝郁气滞证

【处方】膻中、膈俞、太冲、三阴交。

【方义】膻中为八会穴之气会，通调一身之气，具有宽胸降逆之功。膈俞位于心之下、脾之上，属足太阳膀胱经，靠近胸膈，与膻中前后相配，有利气、开胸膈的作用。太冲为足厥阴肝经原穴，可疏肝理气、开郁散结。三阴交为肝、脾、肾三阴经交会穴，配之滋阴水以涵肝木。

【操作方法】每次选2~4穴，穴上敷凡士林，以蚕豆大小的艾炷置于上，灸之，有微烫感即换艾炷，避免烫伤。每穴10~15壮，隔日治疗1次，10次为1个疗程。

4. 痰瘀互结证

【症状和体征】头重或刺痛，胸闷痰多，痛处固定或拒按，唇色紫暗，身重困倦，纳呆恶心。舌质紫暗，或有瘀点瘀斑，舌脉曲张，苔滑腻，脉弦涩。

【处方】膻中、足三里、内关、血海、膈俞。

【方义】膻中为八会穴之气会，通调一身之气，具有宽胸降逆、化痰散结之功。足三里为足阳明胃经合穴，取其和胃健脾、升降气机。膈俞位于心之下、脾之上，属足太阳膀胱经，靠近胸膈，为八会穴之血会，有活血化瘀、健脾利心之功。内关属手厥阴心包经，为本经络穴，又是八脉交会穴之一，通于阴维脉，可疏通气血、调畅气机。血海属足太阴脾经，有引血归经、治疗血分诸病的作用。

【操作方法】可用艾条悬灸上述穴位，每穴 10 分钟左右，灸至局部皮肤微红为度。隔日治疗 1 次。10 次为 1 个疗程。

5. 肝肾亏虚证

【处方】神阙。

【方义】本穴位置在脐中，又名脐中，是人体任脉上的要穴，神阙意指神气通行的门户。《厘正按摩要术》云："脐通五脏，真气往来之门也，故曰神阙。"神阙为婴儿脐带、胎盘与母体相连之处，故为补先天之要穴。该穴一般不针，属艾灸最适宜的穴位。

【操作方法】隔盐灸或隔姜灸。将细末食盐填于肚脐中，四周用面团隔住肚脐与周围皮肤，以大艾炷置于肚脐上施灸。每次灸 10～14 壮，隔日 1 次，20 次为 1 个疗程。亦可用艾盒灸，每日 1 次。

(逯晓阳)

第四节　中医降压外治法

一、耳穴压丸

耳穴压丸又称耳穴贴压法，是用代替针的药丸、药籽、谷类等贴于胶布上，固定在穴位，用手指按压以刺激耳穴，通过经络传导，达到行气止痛、宁心安神、调整机体平衡、防治疾病的一种方法。耳郭像一个倒置的胎儿，头部朝下，臀部朝上。与头部相应的穴位在耳垂或耳垂附近；与上肢相应的穴位在耳舟；与躯干和下肢相应的穴位在对耳轮和对耳轮的上下脚；与内脏相应的穴位多集中在耳甲艇和耳甲腔；消化道的穴位在耳轮脚周围环形排列。研究表明耳穴压丸临床有降低血压的作用。

在治疗临界性高血压时，主要选取心穴、肝穴、肾穴、神门、交感、内分泌及降压沟等穴位。

压丸材料：①凡是表面光滑、质硬、无不良反应、适合贴压穴位面积大小的小丸粒均可选用，一般选用清洁后的王不留行，或用莱菔子、白芥子等代替。用75%酒精浸泡2分钟，或用沸水烫后晾干，置于瓶中备用。也可选用磁珠等。②其他：医用胶布、止血钳、弯盘、消毒棉签、75%酒精、消毒干棉球等。

操作要点如下。①选穴：根据耳穴的选穴原则，选择耳穴确定处方。②选择体位：一般以坐位或卧位为宜。③准备丸粒：将小丸粒贴于0.5 cm×0.5 cm的小方块医用胶布中央，备用。或选用成品耳穴贴。④耳穴皮肤消毒：用75%酒精棉球擦拭消毒，去除污垢和油脂。⑤贴压：一手托住耳郭，另一手持镊子将贴丸胶布对准耳穴进行敷贴，并给予适当按压，使耳郭有发热、胀痛感。压穴时，托指不动压指动，只压不揉，以免胶布移动；用力不能过猛过重。每个穴位按压30次，3次/日，每隔3日更换1次粘有王不留行的胶布。

注意事项：①严格消毒，预防感染，若见局部红肿可用碘伏消毒，外用消炎药，防止软骨炎；②告知患者避免揉压，如出现疼痛不适，及时就医，以防皮肤破损感染；③保留天数：夏天3~5天，冬季5~7天。如有脱落、潮湿及时更换。

禁忌证：①严重器质性心脏病、重度贫血等患者，不宜采用；②患有耳朵湿疹、溃疡、冻疮破溃，外耳有炎症或病变者需要暂停治疗；③精神过度紧张者，女性妊娠期，有习惯性流产史等人群不宜使用。

二、推拿

推拿是采用推、拿、提、捏、揉、按等手法作用于体表经络或相关穴位，以达到疏通经络、调和气血的目的。在治疗高血压时，需要选取不同经络及特定穴位进行推拿。主要选穴及操作如下。

（一）推桥弓穴

桥弓穴是推拿的特色穴，是指颈部翳风（耳垂后下缘的凹陷）至缺盆（锁骨上窝中央）的连线。此处深部是颈动脉，对这一区域进行手法刺激可以调节血压。具体方法是，用掌根或大鱼际单向地自乳突向胸锁关节处直推，每次操作 6~10 次即可。需注意由于此手法直接刺激颈动脉，一定要单侧操作，不可两侧同时推挤，每侧操作也不宜过多。如病情需要可重复 1 次，但不可多次反复操作。

（二）腹部按摩

腹部按摩能够扩大周围血容量，是很好的临时降压方法，还可调理脏腑功能，通过刺激肝胆、脾胃起到和解、降气、和顺的作用，从而平肝潜阳、健脾化痰，使得中焦气机升降相宜，血压也就自然平和。同时，腹部按摩还有着温阳、滋肾、引火归原的作用。肝肾同源，肾气充则阴阳相辅相成，肝阳也不会上逆亢进。具体手法有腹部直推、腹部按揉、提拿肋弓、振颤关元、环摩脐周等。操作时手法力度适中，以明显触及腹主动脉搏动为度，操作可持续 10 分钟左右。

（三）头部按摩

头部按摩有潜阳、清利头目的作用，可以缓解患者的紧张情绪，对降压起到良好的辅助作用。主要手法有拿五经、扫散少阳、头部归挤等。具体操作手法如下。①拿五经：五指张开，成鹰爪状，分别使中指点在督脉上，食指和无名指点在膀胱经线上，拇指和小指点在胆经循行线上；五指指尖，用力点按并揉动 5~10 秒，使点按处出现明显的酸胀感；然后指尖放松，五指垂直向上后脑方向移动约 1 cm 的距离，再次用力点揉；如此反复，自前发际往后枕部方向按摩，重复 10~20 次。②扫散少阳：以拇指桡侧面为着力点自前发际向后至太阳做直线的往返摩擦移动，并可做少量的上下位移。另外四指以指端为着力点依少阳胆经循行路线做弧线（耳郭上缘、耳后至乳突这一范围内）的往返摩擦移动，可左右侧交替进行，每侧 30~50 次往返摩擦移动。动作要平稳，避免患者头部随手法操作而造成晃动。手法要贴于头皮操作，以免牵拉头发根而疼痛。③头部归挤：以一手的拇指和示指或两手拇指的螺纹面或指端置于头部的皮肤，将皮肤挤按着实，然后两指对称性用力向中央挤按，重复 10~20 次。操作时不可挤破皮肤。

注意事项如下。①掌握正确方法：推拿对身体有益，能够加快身体血液循环同时疏通经络，推拿的时候一定要注意控制好力度，避免因力度过大，导致皮肤损伤，操作不当还会导致骨折。②控制饮食：行推拿手法前避免过饥或过饱，一般可以在饭后 2 小时左右进行推拿，能够减少对消化系统的影响。③加强保暖：推拿结束后身体血液循环会加快，毛孔也处于张开状态，因此要注意加强身体保暖，在短时间内最好不要洗澡。

禁忌证：①一些急性传染病，如肝炎、脑膜炎、肺结核等。②外伤出血、骨折早期、截瘫初期及内脏的损伤等。③一些感染性疾病，如疔、丹毒、骨髓炎与化脓性关节炎等。④各种出血症，如尿血、便血、吐血与衄血等。⑤烫伤与溃疡性皮炎的局部病灶等。⑥肿瘤及脓毒血症等。除以上人群外，严重心脏病、重度骨质疏松症、久病体质特别虚弱的患者，以及妊娠期女性，无法承受强烈刺激，是推拿禁忌的人群。

三、穴位贴敷

穴位贴敷是一种传统的中医疗法，它是基于中医脏腑—经络相关理论，通过贴敷特定的穴位，刺激经络和脏腑的关系，调整人体的阴阳平衡，改善经络气血的运行，从而达到治疗和调整五脏六腑的生理功能和病理状态的目的。在中医学中认为高血压的病位主要为肝肾两脏，肝肾阴阳失调贯穿其始终。因此贴敷穴位选择多位于肝肾两经，主要穴位为双侧涌泉穴（是人体足底穴位，位于足前部凹陷处第 2、第 3 趾趾缝纹头端与足跟连线的前 1/3 处，乃是肾经的首穴，具有补益肾气、平肝息风的功效）、太冲穴（位于足背侧，第 1、第 2 跖骨结合部之间凹陷处，具有平肝潜阳、行气解郁之功，是治疗高血压的要穴）、太溪穴（是足少阴肾经的常用腧穴之一，在足踝区，内踝尖与跟腱之间的凹陷处，有滋阴补肾的作用，主治头痛目眩），这 3 个穴位可以滋补肝肾、调和阴阳。

其主要操作方法如下：穴位贴敷选择双侧涌泉穴、太冲穴、太溪穴，采用纳米穴位贴，贴敷前将皮肤洗净擦干，将纳米穴位敷贴从防粘纸上剥下，贴于相应的穴位，手指按压片刻，使之完全贴于皮肤，每日 1 次，4 小时后将穴贴取下，一般疗程 20 天。

注意事项如下。①注意时间：穴位贴敷都有一定的时间限制，一般是

2~4小时或是6~8小时，患者在贴敷时应咨询医师贴敷的时间，然后在规定的时间内将敷贴去除，以防贴敷的时间过长，对局部的皮肤造成刺激。②注意皮肤护理：贴敷过程中穴位附近应避免沾水，当天也不可以洗澡，可以在敷贴去除之后使用温毛巾擦拭身体，防止局部的组织受凉。③避免剧烈运动：在穴位贴敷的过程中不可以做剧烈的运动，以防皮肤出汗对局部造成刺激，使敷贴过早脱落。此外，贴敷的时候还需要注意饮食调整，尽量以清淡的食物为主，不可以摄入刺激性的食物。

禁忌证：①一般不建议孕妇进行穴位贴敷。穴位贴敷是通过将中药贴敷于人体相应的穴位，以达到疏通经络、活血化瘀、散寒除湿、调理脏腑、防病治病的作用。因其具有活血等作用，可能会导致孕妇流产或早产等不良后果，所以不建议孕妇进行穴位贴敷。②皮肤疾病人群，如毛囊炎、荨麻疹等人群不能进行穴位贴敷，因为这类患者皮肤上可能存在局部破损、溃疡、脓肿等情况，而穴位贴敷使用的药物一般会对皮肤造成刺激，若对其进行贴敷可能会加重患者的皮肤破损情况，所以不建议使用。③易过敏人群也需谨慎进行穴位贴敷，因为穴位贴敷使用的药物可能会引起患者过敏，出现皮疹、瘙痒等不适症状。因此，为了避免出现过敏情况，这类患者也不宜使用穴位贴敷。

四、浴足

浴足属于中医外治法之一，通过温水的热性物理刺激以行气活血、疏通经络，增加血液循环。针对不同中医证型，开展不同药物浴足，通过中药透皮吸收后将药物输布全身。对于高血压患者来说，温水浴足在一定程度上能够促进下肢的血液循环。在热水刺激后，腿部和脚部的血管能在一定程度上出现扩张，进而帮助降血压，还可以缓解下肢的疲劳感。因此可以使用足药浴的方法来辅助治疗高血压。

降压浴足方如下。①邓铁涛浴足方：组方为牛膝、川芎、夏枯草、吴茱萸、钩藤等按剂量配置好后打成粉剂，加入42~45℃温水1500 mL浴足20分钟，每天1次。②活血降压浴足方：组方为怀牛膝、川芎各30 g，天麻、钩藤（后下）、夏枯草、吴茱萸、肉桂、红花各10 g。加水1000 mL，浸泡5~10分钟后，煎至600 mL，倒入浴盆中，待水温为40~50℃后，泡脚30~40分钟，每晚1次。③平肝化浊浴足方：组方为黄芩、蒲黄、泽泻、石决明、钩藤、苦参、防己、益母草，加工成粉，分装成袋，每袋25 g。

1 袋加入温水后，浴足 30 分钟。④平眩浴足方：组方为夏枯草 30 g，桑枝 20 g，茺蔚子 20 g，钩藤 30 g，红花 10 g，泽泻 15 g，决明子 15 g，川牛膝 20 g，天麻 30 g。上述药物打粉，以沸水浸泡，先蒸汽熏蒸，后浸泡浴足，夏天水温控制在 38～41 ℃，冬天水温控制在 40～43 ℃，浸泡、外洗足部至膝以下，浴足 20～30 分钟。

注意事项：水温不宜过高，防止烫伤；泡脚时间不宜过长，如果泡脚时出现心慌、心悸等症状，需要立即停止泡脚。

禁忌证：无特殊。

五、拔罐

拔罐主要利用燃火和抽气等方法排空罐内空气，形成负压，使罐吸附于相应腧穴及特定部位的体表，使局部皮肤充血而达到通经活络、行气活血、消肿止痛、祛风散寒的目的。拔罐能够促进血管扩张，增加血液流动，降低血液黏稠度，减轻心脏负担，从而有助于降低血压。此外，拔罐还可以调节神经系统、内分泌系统和免疫系统的功能，对于改善心脏和血管的健康也有积极的作用。

选穴：一般会选择大椎穴、曲池穴、气海穴等穴位。

具体操作如下。拔火罐前准备：拔火罐主要通过负压吸附皮肤产生的良性刺激来治疗疾病。在操作时，根据治疗部位的不同，患者可采取平卧位、俯卧位、侧卧位等。操作环境要注意温暖，避免潮湿、通风。

拔火罐操作如下。①持：专业人员一手拿着钳夹，先将蘸有酒精的棉球点燃，一手握住罐体，将罐口朝下。②晃：然后迅速将燃烧的棉球在罐体内摇晃，一般晃 1～2 秒即可。③扣：最后快速将罐体扣于治疗部位。

起火罐操作：留火罐时间维持在 10～15 分钟即可。其间需要观察罐口内的皮肤颜色变化，变为紫红色时即可起罐。起罐时用手指把罐口和皮肤开出一个缝隙，空气进入后即可轻松起罐。

注意事项：①用棉球蘸取酒精时不可过多，以免酒精滴落烫伤皮肤；②应使用罐口周围圆钝无锐角的罐，以免划伤皮肤；③拔罐时室温不宜过低，以 20 ℃左右为宜，避开风口，以免患者受凉；④拔罐后不能立即洗澡，建议休息 12 小时后再洗澡。

禁忌证：①凡局部有皮肤病或全身枯瘦、肌肉失去弹性者，不可拔罐；②凡血管多、骨凸起、毛发部、心跳处、眼、耳、鼻、口与乳头等部位，均不可拔罐。③此外有高热、昏迷、抽搐、妇女妊娠期间及水肿、腹水、肿瘤等亦不宜应用。

（侯敬乐）

第五节　药茶与药膳治疗

本节从日常生活中大家最易接触到的药茶与药膳入手，将对临界性高血压患者有辅助治疗效果的药茶、药膳以中医辨证论治的思路进行归类整理。在介绍药茶、药膳制作方法的同时，也比较了不同大类药茶、药膳的优缺点。此外还需注意：根据临界性高血压患者情况的不同，中医辨证论治始终贯彻"三因制宜"观念，具体药茶、药膳的使用需要咨询专业中医医师的意见。

一、中药药茶

可以将中药药茶分为两大类：单草药药茶和多草药药茶。两者的优缺点迥异，其中单草药药茶主要优点在于方便、实用，日常冲泡的过程中在药物剂量和每日服用次数方面较为灵活，可根据个人喜好适当减量或增量。但是单草药药茶的治疗效果和范围会受到局限。多草药药茶对于患者的调理作用更全面而稳定，但也因其严格的配方使泡茶工序更为复杂。

（一）单草药药茶

1. 山楂茶

用法：每日数次用鲜山楂果1~2枚泡茶饮用。

山楂味酸、甘，性微温，具有消食健胃、行气散瘀、化浊降脂的功效。山楂所含成分可以帮助消化、降血压、降血糖、降血脂、扩张血管、抗动脉粥样硬化，适用于同时兼有高血糖和高血脂的临界性高血压患者。脾胃虚弱无积滞、胃酸分泌过多者慎用。

2. 菊花茶

用法：每日数次用杭菊15~20g泡茶饮用。

菊花味甘、苦，性微寒，具有清热解毒、平肝明目、疏风的功效，适用于肝阳上亢的临界性高血压患者。菊花茶可扩张冠脉，增加冠脉流量并减轻心肌缺血状态和抑制局部毛细血管的通透性从而起到降低血压的作用。

3. 槐花茶

用法：每日数次用 15～20 g 生槐花开水浸泡后代茶饮用。

槐花味苦，性微寒，具有凉血止血、清肝泻火的功效，适用于肝阳上亢的临界性高血压患者。槐花生用可降低毛细血管的通透性，保持毛细血管的抵抗力，对临界性高血压患者具有独特的治疗效果。脾胃虚寒及阴虚发热而无实火者慎用。

4. 玉米须茶

用法：每日数次用 25～30 g 玉米须泡茶饮用。

玉米须味甘、淡，性平，具有利水消肿、利湿退黄的功效，同时还具有降血压、降血糖的功效。临床上常用玉米须治疗因肾炎引起的浮肿或者合并高血糖的临界性高血压患者，且疗效尤为明显。

5. 决明子茶

用法：每日数次用 15～20 g 决明子泡水代茶饮用。

决明子味甘、苦，性微寒，具有清肝明目、平抑肝阳、润肠通便的功效。决明子茶适用于肝肾阴虚引起的临界性高血压患者。其能降血脂、抗动脉粥样硬化并能降低血压。气虚便溏者不宜用。

6. 葛根茶

用法：每日数次用葛根 10～20 g 加水煮沸后代茶饮用。

葛根味甘、辛，性凉，具有解肌退热、生津止渴、透疹、升阳止泻、通经活络的功效，适用于缓解因高血压引起的头痛、眩晕、耳鸣等症状。同时葛根可以改善脑部血液循环，调节心脏功能，起到扩张血管、改善心肌缺血、抗动脉粥样硬化、降低血压的作用。

7. 川芎茶

用法：每日数次用 10～15 g 川芎煎煮 20 分钟后代茶饮用。

川芎味辛，性温，具有活血行气、祛风止痛的功效，适用于兼有头痛、风湿痹痛的痰湿内阻的临界性高血压患者。且川芎的主要成分川芎嗪具有扩张脑血管、降低血管阻力、增加脑血流量的作用，在降压的同时对脑血管具有保护作用。阴虚阳亢之头痛，阴虚火旺、舌红口干，多汗，月经过多及出血性疾病者不宜使用。孕妇慎用。

8. 钩藤茶

用法：每日数次用 15～20 g 钩藤煎煮 20 分钟代茶饮用。

钩藤味甘，性微寒，具有息风止痉、平肝清热的作用，适用于肝经有热、肝阳上亢型临界性高血压患者。钩藤的降压作用主要是直接和反射性地抑制血管运动中枢，从而抑制交感神经和交感神经节，使外周血管扩张，阻力降低，产生温和持久的降压作用。

9. 刺五加茶

用法：每日数次用 10～15 g 刺五加煎煮 20 分钟后代茶饮用。

刺五加味辛、甘、微苦，性温，具有补气安神、益肾强腰、活血通络的作用。刺五加茶适用于治疗肝肾阴虚型临界性高血压患者。

10. 天麻茶

用法：每日数次用 10～15 g 煎煮 10 分钟代茶饮用。

天麻味甘，性平，具有平肝潜阳的作用，适用于肝阳上亢型临界性高血压患者。天麻茶能够通过增加心脑血液流量，降低血管阻力，并舒张外周血管从而起到降压作用。

11. 淫羊藿茶

用法：每日数次用 10～20 g 淫羊藿加水煎煮 20 分钟代茶饮用。

淫羊藿味辛、甘，性温，具有补肾壮阳、祛风除湿的作用，适用于治疗兼有男性阳痿或风寒湿痹的临界性高血压患者。其降压作用主要与交感神经节阻滞和扩张血管有关。阴虚火旺者不宜使用。

12. 何首乌茶

用法：每日数次用制何首乌 20～30 g 加水煎煮 20 分钟代茶饮用。

何首乌味苦、甘、涩，性微温，具有补益精血的作用，适用于治疗有头晕目眩、须发早白、腰膝酸软、遗精等精血亏虚表现的临界性高血压患者。其能通过各种途径发挥抗衰老作用，增强免疫功能，促进造血功能，降血压，降血脂和减少血栓形成。湿痰壅盛者忌用。

13. 当归茶

用法：每日数次用 15～20 g 当归煎煮 20 分钟代茶饮用。

当归味辛、甘，性温，具有补血、活血止痛、润肠的功效，适用于有便秘或女性月经不调的临界性高血压患者。其降压作用可能与直接抑制心脏及扩张血管有关。湿盛中满、大便溏泻者忌用。

14. 荷叶茶

用法：每日数次用 15～20 g 荷叶加适量水煮沸代茶饮用。

荷叶味苦、涩，性平，具有清暑利湿、升阳的作用，适用于治疗夏天具有暑湿证的临界性高血压患者。此外还具有扩张血管、降血压、降血脂的功效。

15. 莲子心茶

用法：每日数次用 12 g 莲子心加开水冲泡代茶饮用。

莲子心味苦，具有降压、降脂的功效，除此外还有安神、清热及强心的功效。

16. 玫瑰花茶

用法：每日数次取 1～3 朵新鲜玫瑰花泡水代茶饮用。

玫瑰花不仅有止血、强身、美容的作用，同时还具有减轻心绞痛、降血脂、降血压的作用。

（二）多草药药茶

（1）材料：钩藤 9 g，决明子 9 g，天冬 15 g，何首乌 6 g。

用法：上述药物制成袋泡茶，沸水冲泡后即可饮用。

钩藤可清肝火、降血压，决明子通便，天冬滋阴养阴，何首乌补血、软化血管及降低胆固醇。适用于治疗具有便秘、口臭、失眠或眩晕等症状的肝胆实热型临界性高血压患者。

注：脾胃功能较弱者可将决明子改为葛根 5 g，茯苓 9 g，不易腹泻。

（2）材料：杜仲 6 g，丹参 6 g，茯苓 9 g，炙甘草 9 g，天麻 5 g。

用法：上述药物制成袋泡茶，沸水冲泡后即可饮用。

杜仲与天麻具有降压功效，丹参活血且助血管通畅，茯苓能健脾祛湿，炙甘草补气强心。适用于治疗常有疲倦无力、心悸胸闷、头晕、易喘等症状的气血不足型临界性高血压患者。

（3）材料：山药 15 g，黄精 15 g，淫羊藿 5 g，女贞子 6 g，刺蒺藜 9 g。

用法：上述药物制成袋泡茶，沸水冲泡后即可饮用。

山药补肾、降血压，女贞子与黄精可滋阴，淫羊藿补肾强心，刺蒺藜清肝火、降血压。适用于具有口干舌燥、手足心热、耳鸣、眼干涩、大便干等症状的肝肾阴虚型临界性高血压患者。

（4）材料：天麻 15 g，钩藤 15 g，苦丁茶 15 g，黄芪 9 g，川牛膝 15 g，杜仲 15 g，夜交藤 9 g，生地 12 g，桑叶 9 g，菊花 9 g。

用法：上述药物制成袋泡茶，沸水冲泡后即可。

天麻、钩藤、苦丁茶具有平肝潜阳、息风止痉的功效，以杜仲养肝肾，夜交藤安神，菊花、桑叶清肝热为辅助，再佐以黄芪、生地益气滋阴且清热，川牛膝引血下行。主治具有头晕目眩、睡眠障碍等症状的肝火上炎、肝阳上亢型临界性高血压患者。

（5）材料：桑寄生 6 g，松针 1 g，钩藤 2 g，菊花 3 g，决明子 9 g，葛根 9 g，山楂 3 g。

用法：上述药物制成袋泡茶，沸水冲泡后即可饮用。

菊花、夏枯草、决明子经现代药理学研究发现，均具有降压作用。桑寄生补益肝肾；山楂化瘀；钩藤、菊花平肝潜阳；决明子亦可补肝滋肾；松针对血压有双向调节的作用，也对临界性高血压患者的脑卒中、动脉硬化等相关疾病有明显治疗效果。葛根能够扩张血管，使血管外周阻力下降，从而起到显著的降压作用，能够缓解临界性高血压患者项紧的症状。同时桑寄生和山楂都具有降压、利尿的作用。

二、中药药膳

药膳更多地是面向日常生活中长于做饭、时间充沛的人们。在这部分中将不同证候的临界性高血压分为虚证和实证两大类。其中对于表现为虚证的临界性高血压患者，治疗虚证的药膳多偏滋补，草药药性更为平和，可视患者情况每日或每周多次食用。对于表现为实证的临界性高血压患者，治疗实证的药膳中草药的剂量可能会较前者更大或更具偏性，须格外注意该类药膳的服用次数与频率。

（一）肝阳上亢证

此证多因肝肾阴亏，不能潜阳，使肝阳亢逆；或长期烦恼焦虑，气火内郁，耗伤阴液，阴不制阳，阳亢于上而成。是以眩晕耳鸣、头目胀痛、头重脚轻、腰膝酸软为主要表现的证候。

1. 决明荞麦粥

组成：决明子 15 g，白菊花 15 g，白糖 15 g，荞麦 100 g。

制作方法：将决明子放入铁锅中炒至焦黄，有香气溢出时取出，冷却后和白菊花一同放入砂锅内，加适量水煎煮 30 分钟，去渣取汁，澄清后去沉淀。荞麦洗净后入锅加药汁熬成粥，加白糖调味即可。

2. 决明海带汤

组成：决明子 10 g，海带 25 g，白砂糖 14 g。

制作方法：将海带用水泡发，洗去盐分后切成细丝。将决明子用水洗净，放入锅内，加适量清水煮 30 分钟，滤去药液后加白糖调味即可食用。

（二）肝风内动证

此证因阳亢、火热、阴虚、血亏所致，出现以眩晕、麻木、抽搐、震颤等以"动摇"症状为主要表现的证候。

1. 天麻蒸全鱼

组成：天麻 20 g，川芎 10 g，茯苓 20 g，鲜鲫鱼 1 条，花生油 50 mL；精盐、酱油、味精、鲜红椒丝、姜、葱各适量。

制作方法：将上述三味中药材一同放入第 2 次米泔水中浸泡 5 小时后捞出，置米饭上蒸透，切成薄片（透明度高者为佳）。将鲜鲫鱼去鳞、抽筋、剖开，去肚朵，将少许天麻置鱼腹中，置盒内，加入少量姜、葱、清水，上笼蒸约 30 分钟，取出。将油烧热，放入鲜红椒丝、精盐、酱油、姜、葱炒成浓汁，趁热浇鱼上即成。

2. 双钩焖乌鸡

组成：双钩藤 30 g，灵芝 30 g，仔乌鸡 1 只，猪骨汤 300 mL，菜籽油 60 mL；精盐、黄酒、食醋、味精、酱油、鲜红椒丝、生姜、葱白各适量。

制作方法：双钩藤、灵芝洗净，分两次水煮，浓缩至 100 mL。将仔乌鸡处理干净，切成块状，在油锅内翻炒数遍后倒入黄酒、食醋、酱油，再放入猪骨汤，用大火煨沸。待汤汁浓香时，从锅边倒入药物浓缩汁。加入鲜红椒丝、生姜、葱白、味精、精盐焖至鸡肉烂熟即可食用。

3. 夏枯草煲猪肉

组成：夏枯草 20 g，瘦猪肉 50 g。

制作方法：将夏枯草、瘦猪肉小火煲汤，可加入适量佐料。

4. 二花鲫鱼汤

组成：槐花 20 g，菊花 10 g，鲫鱼 1 条，葱花、姜末、精盐、味精各适量。

制作方法：将槐花、菊花分别洗净后放入碗中备用；将鲫鱼剖杀洗净后，把黄酒、酱油轻倒在鲫鱼上放置片刻。放入砂锅，加适量清水。大火煮沸后加葱花、姜末，改用小火煮 20 分钟。加菊花、槐花拌匀，继续小火煮10 分钟；加少许精盐、味精，煮沸即成。

（三）肝郁气滞证

此证为肝的疏泄功能异常所致，以情志抑郁、胸胁胀闷窜痛、善太息为主要症状。

1. 荷叶郁金粥

组成：荷叶 1 张，郁金 15 g，白米 100 g，冰糖适量。

制作方法：将荷叶、郁金煎成药汁后去渣，将白米洗净放入锅内，加药汁和冰糖后加适量水后煮成粥即可。

2. 三七香菜粥

组成：三七 10 g，鲜香菜与粳米各 50 g，红糖适量。

制作方法：将粳米放入锅中，先加入 500 mL 清水煮粥，再将三七和鲜香菜洗干净切碎放入粥中，用小火煮沸，放入红糖煮熟即可。

3. 杜香山楂汤

组成：炒杜仲 30 g，醋制香附 20 g，生山楂 30 g，冰糖 30 g。

制作方法：将炒杜仲、醋制香附、生山楂用清水冲洗干净后以净布包好备用。向锅中加清水 1000 mL，放入药包。大火煮开后改用小火煮 30 分钟。放入冰糖，冰糖化开后即可饮用。

（四）痰湿内阻证

此证因痰浊停滞于上焦，以痰多、胸闷、呕恶、眩晕、体胖等为主要表现。

1. 泽泻荞麦粥

组成：泽泻 50 g，陈皮 10 g，川牛膝 10 g，白术 15 g，荞麦 50 g。

制作方法：将泽泻、陈皮、川牛膝、白术一同放入砂锅，加水煎煮后去渣，取药汁备用。将荞麦洗净放入锅内，加入药汁和适量水，小火煮成粥即可。

2. 薏苡仁银耳羹

组成：薏苡仁 150 g，银耳 100 g，白砂糖 50 g，糖桂花 10 g，淀粉（玉米粉）15 g。

制作方法：薏苡仁去杂质，洗净，用温水浸泡2小时。将银耳放入冷水中浸软，去杂质后，改用温水浸泡，直至发透为止。将锅中加入适量水，放入银耳和白糖，煮沸后下入泡好的薏苡仁再煮至米粒软烂；最后用湿淀粉勾稀芡，面上加糖桂花，出锅装碗即成。

3. 砂仁陈皮瘦肉汤

组成：陈皮6 g，砂仁6 g，瘦肉100 g，食盐适量。

制作方法：将陈皮洗干净后切成丝状，砂仁洗净后捣碎。再将瘦肉洗净、切块。将3种食材放入炖盅后加水500 mL，加盐少许后炖1小时即可。

（五）痰瘀互结证

天麻鱼头汤

组成：天麻100 g，鲫鱼2条，云腿100 g，食用油、姜片、酒。

制作方法：用清水洗干净鱼头和100 g天麻，将鲫鱼处理干净和天麻过水后备用。锅中倒入食用油，爆香姜片后加入少许酒，放入鱼头，1~2分钟后取出，放在吸油纸上，吸去多余的油分。注清水800~1000 mL于炖盅内，放入备好的鱼头再放入100 g天麻和100 g云腿，隔水炖至水沸，改用慢火炖2~3小时，再加入适量盐即可。

（六）肝肾亏虚证

1. 滋肝肾膏汤

组成：熟地黄10 g，枸杞子10 g，女贞子（酒炒）10 g，桑椹子10 g，菟丝子6 g，车前子6 g，肉苁蓉6 g，猪肝250 g，鸡蛋清2个，鸡汤700 mL，葱白15 g，姜片10 g，熟鸡油8 g；再加适量胡椒粉、食盐、绍酒、味精。

制作方法：枸杞子温开水泡胀，将上述中药材洗净烘干，研成细末备用。猪肝剔去筋膜，洗净，刀捶成茸盛入碗内，加入150 mL清水调匀，滤渣。姜片、葱白放入肝汁中浸泡10分钟后捡出不用。再加入中药细末及鸡蛋清、胡椒粉、食盐和绍酒各适量并搅拌均匀，上笼旺火隔水蒸15分钟，观察肝汁和药汁完全混合后取出。将砂锅放置于火上，倒入鸡汤，加入佐料后烧开，加入味精。将肝膏注入已经调味好的鸡汤，撒上枸杞子，滴上鸡油即可。

2. 怀山杞子粥

组成：怀山药 30 g，枸杞子 10 g，荞麦 50 g。

制作方法：将枸杞子、怀山药和荞麦加适量水，小火煮成粥即可食用。

3. 山楂肉桂汤

组成：山楂 10 g，肉桂 6 g，红糖 30 g。

制作方法：将山楂、肉桂洗净，加水适量，煮沸后加入红糖 30 g，再煮沸。服用时去药渣后喝汤。

4. 何首乌粥

组成：何首乌 20～30 g，粳米 50 g，大枣 2 枚，适量白糖。

制作方法：将何首乌洗干净后，研磨为细粉，每次用 20～30 g。取粳米 50 g，大枣 2 枚，白糖适量放入锅中。加清水 500 mL，煮成稀粥后和入何首乌粉，搅匀，用小火慢熬，见粥黏稠即停火，加盖焖 5 分钟后即可食用。

（王泽祺　蔡熊更）

第六节　传统功法治疗

一、八段锦

八段锦是一套独立而完整的健身功法，起源于北宋，有 800 多年的历史。古人把这套动作比喻为"锦"，意为五颜六色、美而华贵，用瑰丽的锦缎比拟其精美，体现其动作舒展优美，视其为"祛病健身，效果极好；编排精致，动作完美"。现代的八段锦在内容与名称上均有所改变，此功法分为八段，每段一个动作，故名为"八段锦"。它是典型的有氧运动，与西方有氧运动有所区别，是一套独立而完整的健身功法，融合了中医的阴阳五行、经络学说。八段锦可以疏通经络，维持经络通畅，从而强身健体。有关研究表明，八段锦结合耳穴压丸的治疗可明显降低正常高值血压对象的收缩压和体重指数，改善血脂代谢。一项研究表明，对老年高血压伴衰弱患者进行 12 周八段锦干预，可有效改善患者身体状况，提高患者步速，增强握力，控制患者血压。对老年高血压伴失眠患者，在常规治疗基础上联合八段锦，可以有效降低患者血压，提高睡眠质量。有研究表明，练习八段锦 3 个月可有效改善高血压 1 级患者的血压水平，一定程度上也可以改善患者的血脂和血红蛋白水平。八段锦还能改善神经体液调节功能和加强血液循环，除心血管系统外，对神经系统、消化系统、呼吸系统及运动器官都有良好的调节作用。对于临界性高血压，八段锦亦十分适宜。

八段锦有八式。一式：双手托天理三焦；二式：左右开弓似射雕；三式：调理脾胃须单举；四式：五劳七伤向后瞧；五式：摇头摆尾去心火；六式：两手盘足固肾腰；七式：攥拳怒目增气力；八式：背后七颠百病消。

二、太极拳

太极拳是以中国传统儒、道哲学中的太极、阴阳辨证理念为核心思想，集颐养性情、强身健体、技击对抗等多种功能为一体，结合易学的阴阳五行之变化、中医经络学、古代的导引术和吐纳术形成的一种内外兼修、柔和、缓慢、轻灵、刚柔相济、动静相合的中国传统拳术。太极拳具有疏通经络、行气活血、调和阴阳的作用。相关研究表明，太极拳运动能够有效降低高血压前期患者的 24 小时平均收缩压、24 小时平均舒张压、白天平均收缩压、白天平均舒张压及夜间平均收缩压，且太极拳对 24 小时平均收缩压、夜间平均收缩压的降低效果显著优于有氧运动。太极拳运动能够从一般健康状况、社会功能、精神健康三个维度有效提高高血压前期患者的生理心理健康及生活质量，且相较于有氧运动能更显著地改善高血压前期患者的健康调查简表中的社会功能得分、心率、血压变异性水平（血压变异性参数包括 24 小时收缩压标准差、白天收缩压标准差、夜间收缩压标准差、24 小时舒张压标准差、白天舒张压标准差、夜间舒张压标准差）。

一项随机对照研究表明，太极拳练习对改善血压和血脂有显著效果。有研究表明，太极的练习可以降低中老年高血压患者的血压，改善高血压患者的体质。一项随机对照研究表明，太极可有效降低高血压患者的收缩压及舒张压。太极运动可有效改善高血压患者的血压、肾功能、BMI、生理健康评分。除心血管系统的益处以外，有研究表明太极拳还有利于调节糖脂代谢、改善肥胖和超重、降低炎症水平，从而有利于改善 2 型糖尿病。太极拳的派别颇多，每个派别都有各自的动作要领及特点。

三、气功

气功（炁功）是一种中国传统的保健、养生、祛病的方法。以呼吸的调整、身体活动的调整和意识的调整（调息、调身、调心）为手段，以强身健体、防病治病、健身延年、开发潜能为目的的一种身心锻炼方法。气功主要是以极限腹式呼吸为基础的五脏六腑锻炼法，能显著增强心肺功能和消化吸收功能，并且使人平心静气。极限腹式呼吸方法如下：微张嘴巴向外均匀缓慢地吐气，同时让肚皮向背后收到极限，最后提肛保持至少 3 秒，闭上嘴巴放松自然吸气，让肚子胀出到极限，保持至少 3 秒，再次张嘴吐气循环往复，每次重复 100 次，同时把自己的注意力集中在肚皮的吸与鼓的感受上。长期坚持受益无穷。气者，呼吸也；功者，从工，从力，费时费力的方法也。一项随机对照实验表明，练习八段锦、气功可有效改善高血压患者的血压水平。有研究表明，在保证运动强度、频率、时间、周期的前提下，练习气功可有效改善高血压患者的血压和血脂。

气功的内容非常广泛，其特点是练功者通过主观努力对自己的身心进行意、气、体结合的锻炼，主要包括调身、调心、调息、自我按摩和肢体活动等。调心是调控心理活动，调息是调控呼吸运动，调身是调控身体的姿势和动作。这三调是气功锻炼的基本方法，是气功学科的三大要素或称基本规范。气功有诸多功法，有以练呼吸为主的吐纳功，以练静为主的静功，以练动静结合为主的动功，以练意念导引为主的导引功、站桩功和以自我按摩为主的保健按摩等。练气要诀为专心呼吸、轻松舒适、静观其变、顺其自然、自然而然、聚精会神、感生化力。

四、易筋经

易筋经源于我国古代中医导引术，具有强健体魄、预防疾病的效果，长期在道家、佛家及民间习武人士之间广为流传。易筋经产生于秦汉时期术士的导引之术，于唐宋年间传入少林，成为僧人们打坐参禅之余，活血化瘀的健身功法。"易"是变通、改换、脱换之意，"筋"指筋骨、筋膜，"经"则带有指南、法典之意。易筋经就是改变筋骨，通过修炼丹田真气打通全身经络的内功方法。易筋经的一招一式都遵循着中医的养生宗旨：气血极欲动，精神极欲静。其养生原则是内练精气神、外练筋皮骨，故在练习时要求形意结合、伸筋拔骨。一项随机对照研究表明，易筋经导引联合常规药物治疗 6 个月可有效改善高血压患者的血压。有研究表明，练习易筋经 12 周可有效改善高血压前期及高血压 1 级患者的血压水平，还可有效改善高血压患者的中医证候和生活质量。一项随机对照研究表明，12 周的易筋经锻炼配合生活方式干预可有效改善高血压前期及高血压 1 级患者的血压水平，且能改善患者的紧张焦虑情绪，改善患者的生活质量和健康状况，经证实易筋经是治疗初期高血压的有效途径之一。

古代相传的易筋经姿式及锻炼法有 12 势，即韦驮献杵（有 3 势）、摘星换斗、三盘落地、出爪亮翅、倒拽九牛尾、九鬼拔马刀、青龙探爪、卧虎扑食、打躬势、工尾势。易筋经的动作要领：精神放松，形意合一；呼吸自然，贯穿始终；刚柔相济，虚实相兼；循序渐进。

五、五禽戏

五禽戏是中国传统导引养生的一个重要功法，其创编者华佗（145—208 年），出生在东汉末沛国谯县（今安徽亳州）。华佗在《庄子》二禽戏（熊经鸟伸）的基础上创编了五禽戏。《后汉书》记载其名称及功效："吾有一术，名五禽之戏：一曰虎，二曰鹿，三曰熊，四曰猿，五曰鸟。亦以除疾，兼利蹄足，以当导引。体有不快，起作一禽之戏，怡而汗出，因以著粉，身体轻便而欲食。普施行之，年九十余，耳目聪明，齿牙完坚。"五禽戏之动作各有不同，如虎之刚健、熊之沉缓、鹿之温顺、猿之活泼、鸟之轻灵，通过不同的肢体运动刺激相应的经络，练习形、气、神，进而影响相应脏腑功能以维持机体健康。五禽戏的动作包含内外、上下、前后、左右的相对结构，一内一外、一上一下、一前一后、一左一右均体现了阴阳两个方面，五禽戏的练习可以调节脏腑、肢节、经络，从而起到降压的作用。有研究表明，五禽戏中肌肉关节的节律性运动可以降低外周血管的紧张度，肢体移动可以疏通刺激经络、调畅气血、平衡阴阳，从而起到降压的作用。有研究发现，五禽戏导引锻炼可以改善成年人的血压，还可明显改善血脂水平。一项随机对照研究表明，12 个月的五禽戏锻炼可以有效降低收缩压，还能改善患者的总胆固醇、体重指数及心血管病危险因素评分。

（左文茜　任智雄）

第七节　音乐疗法

随着科技的发展，医学治疗方式的不断丰富，音乐和医学的联系也在日益紧密。正如美国莱歇文博士所说："音乐和医学过去一直是，将来也仍然是不可分割的。"音乐疗法是一门综合学科，涉及医学、音乐、心理学、哲学等多个领域，通过音乐来调整情绪，对于疾病的早期干预，尤其是身心疾病的康复都有着非常实际的意义。临界性高血压作为一种常见的早期病理状态，是指血压偏高但尚未达到高血压的阶段。在这个阶段，从中医"治未病"及"未病先防"的角度，在临界性高血压期间听一些有针对性的音乐，可以作为一种非药物性的辅助措施，对高血压的防治具有重要意义。

一、音乐疗法概述

（一）中医对音乐疗法的认识

中医音乐疗法的历史可以追溯到大约 7000 年前的仰韶文化时期，《吕氏春秋·古乐篇》载："昔古朱襄氏之治天下也，多风而阳气蓄积，万物散解，果实不成，故士达作为五弦瑟以采阴气，以定群生。"当时人们用音乐来平衡阴阳，治疗阳气过盛之症状，这是最早有关音乐作为治疗手段的文献记载。在后期的《黄帝内经》中也提出了五音疗法，将传统五音——宫、商、角、徵、羽，结合五行理论，引入了医学领域，即《周礼·春官》中的"皆文之以五声，宫、商、角、徵、羽"。元代朱丹溪提出了"乐药同功论"，认为音乐具备治疗疾病的功效，类似药物。明代《普济方》也指出五音治疗具有平衡五脏阴阳的作用。另外，北宋诗人欧阳修曾在《送杨寘序》里记录了学琴疗疾的故事，曰："予尝有幽忧之疾，退而闲居，不能治也。既而学琴于友人孙道滋，受宫声数引，久而乐之，不知其疾之在体也。夫疾，生乎忧者也。药之毒者，能攻其疾之聚，不若声之至者，能和其心之所不平。心而平，不和者和，则疾之忘也宜哉。"

（二）现代医学对音乐疗法的认识

在西方医学历史中，音乐疗法作为一种可持续的治疗方法已有几个世纪的历史。在国外，医师为患者开音乐处方已相当普遍。在 18 世纪，西方国家已经开始对音乐治疗疾病的方法进行研究。到 20 世纪，美国开始有针对性地用音乐治疗疾病，在后期开设了大量的音乐治疗专业，并培养了上千名音乐治疗师。在 1950 年，美国成立了国家音乐治疗协会（National Association for Music Therapy，NAMT），标志着音乐治疗学首次被承认作为一门独立学科，足以看出音乐疗法的重要地位。

现代医学研究指出，人体各部分都在不停振动，脑波如电波般起伏，胃肠的蠕动，心脏的跳动，收缩与松弛，伸展与收紧，这些动作既具震动性，又有规律的节奏，当音乐的节奏、旋律与体内感知相契合，带来愉悦的感觉时，可以达到改善患者焦虑抑郁状态及愉悦心情的作用。从现代心理医学角度来讲，舒缓积极的音乐有助于排除负面情绪，缓解精神应激。同时，音乐对大脑产生广泛影响，包括提升神经细胞兴奋性，改善情绪，激发积极情感。这些效应通过调节神经和神经体液、促进有益物质的分泌实现，还可调整血流、促进消化等。我国心理学家曾进行音乐试验，测试人的身心反应。在这些试验中，采用了《春江花月夜》这类柔和的音乐，结果发现被试者在生理反应上感到放松，生理记录表现出了各种程度的躯体反应变化。然而，当使用兴奋愉快的音乐，如《欢乐的景颇山》时，被试者产生截然相反的效应，他们变得更加警觉，整体情绪兴奋，仿佛被音乐带动，不由自主地陷入欢快状态。

二、音乐疗法与临界性高血压的相关性

临界性高血压通常与焦虑、抑郁和其他心理健康问题相关联。而音乐疗法作为临界性高血压的一种非药物治疗方式，具有双重效应。一方面，它能够通过分散患者对疾病的关注，减少交感神经的兴奋性，调节内分泌系统，产生降压作用；另一方面，音乐所产生的声波作用于大脑，通过调整皮质功能状态，减轻焦虑和紧张情绪，从而引发生理和心理状态的改变，对预防血压升高具有一定帮助。

相关研究表明，音乐刺激可以通过调整大脑皮质功能状态，整合信息，从而令肌肉放松，降低血管张力，进而降低收缩压与舒张压。另一项研究也表明，音乐疗法对高血压患者出现的失眠及焦虑抑郁状态也具有显著效果，且降压原理可能与抑制肾上腺素及去甲肾上腺素的分泌功能、减缓一氧化氮的释放量相关。

从中医的角度讲，中医强调情绪与健康之间的密切关系。音乐疗法可以调整情绪，帮助平衡体内的气血流动，减少肝气郁结的发生，继而有助于维持健康的血压水平。另外，临界性高血压患者可能会出现一系列不适症状，如头痛、眩晕和恶心。通过音乐疗法，患者可以缓解这些不适，从而改善他们的生活质量。

根据中医理论，情绪不稳定可能导致气血不畅，从而导致血压波动。音乐可以通过平静情绪，减轻紧张和焦虑，有助于维持正常的气血流动。

虽然《黄帝内经》等古典中医文献没有直接提到音乐疗法，但其中包含了与气血、情绪和健康相关的经文。《灵枢·九宫八风》中提到："气和则安，气不和则怫，怫则高，高则喘，喘则喝，喝则发狂。"这一原文强调了情绪和气的关系，侧面说明情绪不和可能导致血压波动。而《素问·阴阳应象大论》中讲述了情志与五脏六腑的关系，强调了情绪对身体健康的影响。尽管这些古典文献没有具体提到音乐疗法，但它们强调了情绪与健康之间的关联，这与音乐疗法的情感调理效果相符。

总的来说，音乐疗法可能通过调和情绪、舒缓呼吸、改善睡眠等方式，调理气血、降低血压。虽然古代中医文献中没有明确描述音乐疗法，但其中的原理与中医理论相契合，可以被视为一种综合疗法，可作为辅助治疗临界性高血压的一部分。

三、临界性高血压音乐疗法处方原则

(一) 舒缓音乐

选择轻柔、舒缓的音乐，如自然声音、钢琴曲或古典音乐。选择舒缓类型的音乐作为临界性高血压音乐疗法处方的主要原因是其具有放松和镇静的特性，这有助于平衡自主神经系统、降低心率、调整呼吸、改善情绪和促进身体的自我愈合反应，进而降低血压。如《盛夏与蝉鸣》《森林里的麋鹿》《菊次郎的夏天》《春娇与志明（钢琴版)》《逃不开夏天》等。

(二) 缓慢节奏的音乐

一方面，临界性高血压患者通常伴随心率相对升高，可以通过选择缓慢的音乐，促使其心率变得平稳，减轻心脏的负担，从而有助于降低血压；另一方面，缓慢节奏的音乐可以指导患者保持深而缓慢的呼吸，有助于放松身体，减轻紧张感，以及通过刺激迷走神经系统来平稳心率，从而帮助降低血压。同时，缓慢的音乐往往有助于改善情绪状态，减轻焦虑和抑郁。情绪的稳定对于临界性高血压患者来说非常重要，因为情绪波动可能导致血压升高。此类音乐如《世界第一等》《暖暖》《坐在巷口的那对男女》《男孩别哭》等。

(三) 自然声音

大自然的声音，如海浪声、鸟鸣声或风声等。选择自然声音的音乐作为

临界性高血压音乐疗法处方是因为它们具有放松、减轻应激、管理情感、提高舒适感、改善睡眠等多种有益作用，这些效应都有助于降低患者的血压，提高其心血管健康。如《星光夜语》《天际》《风的呼吸》《黑夜的眼泪》《风言风语》《云端的天使》等。

（四）冥想音乐

临界性高血压患者常伴随睡眠问题。冥想音乐有助于改善睡眠质量，进而有助于降低血压。冥想音乐可以降低身体对压力的反应，减轻交感神经的兴奋，有助于平静情绪。同时，冥想音乐通常具有深度放松的效果。这些音乐通常包括缓慢的旋律、稳定的韵律和渐进的音调，有助于降低交感神经兴奋性，促使患者进入深度放松状态。同时可以帮助患者更容易地进入冥想状态。冥想是一种自我反思和深度放松的状态，已被证明可以降低血压，改善心血管健康。如 *Spreading Out The Energy*、*Ra Ma Da Sa Healing*、*Driftwood* 等。

（五）个性化选择

音乐疗法治疗临界性高血压时强调个性化选择的重要性，每个人的身体和情绪状态都是独特的，因此需要个性化的音乐选择以达到最佳的疗效。首先，音乐的效应因个体而异。某种音乐可能对一人产生放松和降压效果，但对另一人可能没有同样的效果，甚至可能导致逆反应。这是因为个体对音乐的审美、文化背景和情感体验都不同，所以需要根据个体的特点选择合适的音乐以确保治疗的有效性。其次，个性化音乐选择可以增强患者的投入和信任感。当患者感到音乐与他们的情感和体验相符时，他们更容易接受治疗，积极投入其中。这种通过情感上的共鸣可以提高治疗的效果，因为患者更愿意参与并坚持治疗。最后，音乐的情感表达可以调整患者的情绪状态。个性化选择的音乐可以触发积极的情感和回忆，有助于降低焦虑、减轻紧张，从而有利于降低血压。相反，如果音乐与患者的情感不符，可能会产生反作用。因此，音乐疗法治疗临界性高血压时情调个性化选择是至关重要的，它可以提高治疗的针对性和患者的治疗满意度，最终促进健康的恢复。

（六）根据中医五行理论

中医五行理论可以帮助识别患者的体质类型，如金、木、水、火、土，不同体质类型的患者可能对音乐有不同的反应。通过了解患者的体质，可以选择更合适的音乐类型，以增强治疗效果。中医认为，五行相生相克，当体内五行失衡时，可能导致疾病。通过选择对应或能够平衡患者五行的音乐，可以帮助其恢复身体的平衡，有助于临界性高血压管理。

伴有肝脏相关不适时，可以听一些角调式的音乐，对应五行中的木，如《胡笳十八拍》《姑苏行》《鹧鸪飞》《春风得意》《春之声圆舞曲》《蓝色多瑙河》《江南丝竹乐》《江南好》《欢乐颂》《假日海滩》《女人花》《草木青青》《绿叶迎风》《阳关三叠》等。

伴有心脏相关不适时，可以听一些徵调式的音乐，对应五行中的火，如《紫竹调》《喜洋洋》《步步高》《喜相逢》《金色狂舞曲》《解放军进行曲》《卡门序曲》《月夜》《夜曲》《摇篮曲》等。

伴有脾胃相关不适时，可以听一些宫调式的音乐，对应五行中的土，如《十面埋伏》《月儿高》《春江花月夜》《平湖秋月》《塞上曲》《月光奏鸣曲》《满江红》《小白杨》《新紫竹调》《平沙落雁》等。

伴有肺部相关不适时，可以听一些商调式的音乐，对应五行中的金，如《阳春白雪》《将军令》《黄河》《潇湘水云》《金蛇狂舞》《十五的月亮》《第三交响曲》《嘎达梅林》《悲怆》《春节序曲》等。

伴有肾脏相关不适时，可以听一些羽调式的音乐，对应五行中的水，如《梅花三弄》《船歌》《梁祝》《二泉映月》《汉宫秋月》《平沙落雁》《月光奏鸣曲》《绣红旗》《红梅赞》《苏武牧羊》等。

四、音乐疗法案例

（一）案例 1

患者，男，50 岁，平素因工作压力大、生活紧张，出现头痛、失眠、焦虑等，居家自测血压维持在 135/88 mmHg 左右，每天在工作结束后听 30 分钟的冥想音乐，以帮助降低焦虑水平。患者选择了一些缓慢的冥想音乐，如 *Meditation Music for Stress Relief*、*Tibetan Singing Bowl Meditation*，并开始每天实施音乐疗法。患者在后期随访时表示头痛有所减轻，失眠问题有所好转，血压测量值较前有所下降。

（二）案例 2

患者，女，55 岁，因工作压力和长期的愤怒情绪，出现临界性高血压相关症状，如头晕头胀、胸闷、易怒等，且自测血压在 140/90 mmHg 左右。通过中医辨证为肝气郁结。建议患者每天在午休时听柔和的音乐，以帮助缓解愤怒情绪。患者选择了一些平和、安静的音乐，如《广陵散》《月光》《平沙落雁》《清风引》等，坚持 3 个月后自述头晕头胀较前减轻，易怒情绪明显减少，胸闷感减轻，血压测量值也有所下降。

（注：上述案例来源于日常看诊案例）需要注意的是，音乐疗法通常是作为综合治疗计划的一部分来使用，而不是作为唯一的临界性高血压治疗方法。患者应该在医师的监督下接受临界性高血压的标准治疗，包括药物治疗、饮食控制和生活方式改变。在尝试音乐疗法或其他替代疗法之前，应咨询医师，以确保其与现有的治疗计划相协调，并不会对患者的健康造成任何负面影响。

（仲东生 郭笑伶）

第六章　特殊人群的治疗策略

第一节　妊娠期临界性高血压的中医治疗策略

随着生活水平的提高和国家计划生育政策的调整，临床上具有高妊娠风险的女性日渐增多，其中又以血压升高在妊娠期较为多见，加之生活节奏快、工作压力大等多因素的影响，导致我国妊娠高血压疾病（hypertensive disorder complicating pregnancy，HDCP）的发生率逐年上升，主要临床表现为高血压、蛋白尿、水肿，轻者可无明显症状或轻度头晕，血压略升高，伴水肿或轻度蛋白尿；重者可出现头痛、恶心、呕吐，血压升高明显，蛋白尿增多，水肿明显，甚至昏迷、抽搐，进而威胁母婴生命。HDCP 根据症状可归属为中医"子晕""子肿""子痫"的范畴。妊娠期临界性高血压患者可伴或不伴眩晕、水肿等症状，若不及时进行干预，孕中晚期有可能发展成HDCP，目前西医对于 HDCP 的治疗主要是降压、解痉、终止妊娠，但对于妊娠期临界性高血压的治疗仍是空白，多以限盐、控制体重等生活方式干预为主。

中医学对于"子晕"的描述可追溯到汉代，张仲景在《金匮要略·妊娠病脉证并治》云："妊娠有水气，身重，小便不利，渐渐恶寒，即起头眩。"宋代陈沂在《陈素庵妇科补解》进一步阐释："妊娠……风火相搏，伤血动胎，热甚则头旋目晕，视物不明。"宋代陈自明在《妇人大全良方》云："其候冒闷不识人……名子痫。""冒闷"即指眩晕，常与"子痫"共同论治。后至明代王肯堂所著《女科政治准绳·胎前门》首次将"子晕"列为独立病名，自此开始独立论述。后世医家亦称为"儿晕""妊娠眩晕"，明代皇甫中在《明医指掌》指出"子晕"不仅指妊娠期间发生眩晕，也可发生忽然倒地、身体僵硬、不省人事等。清代沈金鳌也认同此观点，在《妇科玉尺》中记载："妊娠七八月，忽然卒倒僵仆，不省人事，顷刻即醒，名曰儿晕，宜葛根汤。"其不仅对"子晕"的临床表现进行了描述，在治疗用药方面更提出宜用葛根汤进行治疗。

对于妊娠水肿历代称谓颇多，有"子满""子气""子肿""胎水""脆脚""皱脚"等。中医文献中最早记载"子满"的古籍是隋代的《诸病源候论》，曰"胎间水气子满体肿者，此由脾胃弱，脏腑之间有停水，而挟以妊娠故也"。唐代《经效产宝》亦有"治妊娠气壅，身体腹胁浮肿，喘急气促，小便闭涩不利，谓之子满"的记载。"子气"首见于《妇人大全良方》，以"妊娠三月成胎之后，两足自脚面渐肿腿膝以来，行步艰辛，以致喘闷"来形容。至清代，徐大椿在《女科指要·胎前门》云"土不制水，水散皮肤，头面手足尽皆浮肿谓之子肿。按之不凹，分娩即退，此胎气壅闭，谓之子气"，阐述了"子气"与"子肿"的区别。唐宗海则认为"子气"即是水肿，"胞宫与膀胱并域而居，胎占胞宫，逼迫膀胱，导致膀胱气化不利，水湿内停，出现水肿"。《医宗金鉴·妇科心法要诀》记载："头面遍身浮肿，小水短少者，属水气为病，名曰子肿。自膝至足肿，小水清长者，属湿气为病，名曰子气。遍身俱肿，腹胀而喘，在六七个月时者，名曰子满。但两脚肿而肤厚者属湿，名曰皱脚。皮薄者属水，名曰脆脚。大凡水之为病多喘促，气之为病多胀满，喘促属肺，胀满属脾。以其人素有水气湿邪，故受孕有肿满之证。"其不仅将妊娠水肿从症状上进行鉴别，更提出了"水气为病""湿气为病"的病机及病位在肺、脾两脏。

从历代医家的论述不难看出，妊娠水肿的表现以头面、手足浮肿为特点，多出现在妊娠的中后期，分娩后可自行消退，与现代医学的妊娠期生理性水肿类似，若不伴有血压明显升高、喘憋、蛋白尿等心肾功能异常的情况，常不对其进行干预。

妊娠期若出现血压临界性升高，且不伴有相关症状者往往被忽视，即便出现头晕、浮肿等不适，现代医学也往往只是进行生活方式干预，如低盐饮食、适量运动、控制体重等，并进行临床观察，必要时对症处理。对此，基于中医学"治未病"的理念，中药及中医适宜技术针对妊娠期临界性高血压的治疗有着明显的优势，通过早期干预，可减少 HDCP 的发病率及其并发症的出现，并有效改善孕妇的不适症状，从而保障母婴健康。本篇主要从妊娠期临界性高血压的病因病机特点、辨证论治和预防调护等方面进行论述。

一、中医病因病机及辨证分型

妊娠期临界性高血压人群可伴或不伴头晕目眩、水肿等临床表现，症状较 HDCP 轻，目前临床多根据主要临床表现以"子晕""子肿"进行论治。

（一）子晕的病因病机及辨证分型

子晕以妊娠期出现头晕目眩为主症，甚或眩晕欲厥，又称妊娠眩晕。若此病发生在妊娠中后期多属重症，常伴视物模糊、恶心欲吐、头痛等，多为子痫先兆。《素问·至真要大论》曰："诸风掉眩，皆属于肝。"后世医家又有"无风不作眩""无痰不作眩""无虚不作眩"之说。清代傅青主在《傅青主女科·下卷》中提出："孕妇又多痰饮，眼目易眩。"清代唐宗海在《血证论》云："子眩者，气分之痰也，其证目眩头晕，皆由胎气上逆为痰之所致。"汪朴斋在《产科心法》曰："子眩……若脾不甚虚，独顽痰闭塞""子眩，为气逆晕厥"，认为痰饮、气逆是子晕的主要病因之一。王清源在《医方简义》提出："火气上升，内风扰动，而晕眩欲厥者，名曰子眩"，认为此病为热盛动风所致。综诸家学说观点，子晕的发生多由痰饮、气逆、火邪等邪气阻遏经脉、上扰清窍所致。

妊娠期女性具有特殊的生理特点，孕期阴血聚于胞宫以养胎，素体阴虚，阴不潜阳，阴虚阳亢，上扰清窍而致眩晕；或平素郁怒不解，肝失条达，疏泄失权，肝旺克脾加之素体脾虚，痰湿内生，痰气交阻，脾虚肝旺，肝阳夹痰上扰清窍而致眩晕；或因孕致虚，气血亏虚，髓海失养而致眩晕。综上所述，子晕的临床常见证型有阴虚阳亢证、脾虚痰湿证、气血两虚证等。

（二）子肿的病因病机及辨证分型

子肿是指妊娠中晚期，孕妇出现肢体或面目肿胀者，又称妊娠肿胀，是 HDCP 早期症状之一。此病的发生多与妊娠的特殊生理机制有着密切的关系，孕中晚期胎体增长，气机升降不利，若脏器本虚，胎碍脏腑，因孕重虚。《素问·至真要大论》曰："诸湿肿满，皆属于脾。"南宋齐仲甫在《女科百问》第五十七问云："妊娠之人，经血拥闭以养其胎，或掩水气，血水相搏以致体肿，皆由脾胃虚弱，脏腑之间宿有停水之所掩也。"清代王清源所著《医方简义·子肿》谓："子肿者……系胎中受湿，与血相搏，湿气流溢使然。"历代医家认为脾虚失运，气机不利，血水相搏，发为"子肿"。

孕妇素体脾虚，或过食生冷，内伤脾阳，或思虑伤脾，脾虚不能敷布津液，水湿停聚，流于四末，泛于肌肤，发为水肿；或肾气素虚，孕后精血下聚养胎，有碍肾阳敷布，气化不利，水聚泛溢而为水肿；或素多忧郁，气机不畅，加之胎体渐长，阻碍气机，两因相感，气滞湿停，浊阴下滞，发为水肿，轻者以双足为主，重者可见一身尽肿。综上所述，子肿的临床常见证型有脾虚湿困证、肾气不足证、气滞水停证等。

（三）妊娠期临界性高血压的病因病机及辨证分型

由于临床子晕、子肿常相伴为病，二者总的病机均为本虚标实，以气血不足、脾肾两虚为本，以气滞痰阻、肝阳上亢为标。基于《临界性高血压中医诊疗指南》的辨证分型，并结合妊娠期特殊的生理特点综合考量，将妊娠期临界性高血压的临床常见分型归纳为肝阳上亢证、痰湿内阻证、肝郁气滞证、肝肾亏虚证、气血两虚证、脾肾两虚证。

此外有研究显示，孕妇在发生 HDCP 时，由于全身小动脉痉挛造成血管管腔狭窄，血管的外周阻力增加，血液出现生理性高凝状态，为血瘀证病机研究提供了客观依据。沈杨等通过建立子痫前期的小鼠模型，研究中发现子痫动物模型的止血功能指标改变与临床相似，全身凝血指标异常，充分佐证了子痫发生的"血瘀证"病机，为指导临床用药提供了依据。

瘀血的形成过程较为复杂，成因亦多元化：可因气虚推动无力所致；可因气滞血行不畅所致；可因寒邪侵袭，血脉凝滞所致；亦可因火热邪气灼伤阴血，阴血本虚导致瘀血内生所致；亦又可因痰浊内蕴，阻碍血脉致痰瘀互结所致。由此可见，"瘀血"本身既是病理产物也是病因，瘀血阻滞证或可与上述 4 个证型同时出现，贯穿疾病始终。

二、中医治则治法

根据眩晕、水肿及其兼症的临床表现和舌苔脉象辨别肝阳上亢证、痰湿内阻证、肝郁气滞证、肝肾亏虚证、气血两虚证、脾肾两虚证，同时注意观察水肿、血压及相关辅助检查，以评估病情的轻重。若孕中后期伴有恶心呕吐、视物模糊、头痛加剧等，应高度警惕子痫的发生。因此，对妊娠期临界性高血压进行及时干预是预防子痫的重要措施之一。

针对妊娠期临界性高血压本虚标实的病机特点，在治疗时应以扶正祛邪、标本同治为原则，并根据不同证型采用滋阴潜阳、理气化痰、疏肝解郁、滋补肝肾、益气养血、补脾益肾等法分别治之。由于妊娠的特殊时期，虽兼夹有血瘀的征象，在运用活血化瘀之品时应谨慎斟酌，当以益气和血为法，同时也要注意慎用温燥、寒凉、峻下、滑利之品，以免伤胎。

三、中药辨证论治

（一）肝阳上亢证

1. 临床表现

头晕目眩，头痛，耳鸣，口干口苦，失眠多梦，颜面潮红，五心烦热，舌红或绛，少苔，脉弦数或细数。

2. 方药

天麻钩藤饮（《中医内科杂病证治新义》）加减以平肝潜阳。热盛阴伤较甚者，可酌加生地、麦冬、玄参、知母等滋阴泻火；心烦不寐者，可酌加黄连、竹茹等清热除烦；伴水肿明显者，酌加茯苓、防己、泽泻等利水消肿；有动风先兆者可加珍珠母、龙骨、牡蛎、羚羊角等镇肝息风。

3. 中成药

可选用强力定眩片、松龄血脉康胶囊等滋阴潜阳。

（二）痰湿内阻证

1. 临床表现

头重头胀，呕逆犯恶，倦怠嗜睡，胸闷心烦，面浮肢肿，大便黏腻，口干口苦，舌淡红，苔白厚腻，脉弦滑。

2. 方药

半夏白术天麻汤（《医学心悟》）加减以健脾化痰、平肝潜阳。头痛甚者，加蔓荆子、僵蚕祛风止痛。痰郁化火，兼头目胀痛，心烦口苦，苔黄腻者，可选用黄连温胆汤或清痰四物汤（《女科秘诀大全》）加减，后者组成为熟地、白芍、川芎、当归、黄芩、半夏、陈皮、白术、黄连，方中半夏、陈皮、白术祛痰理气，健脾燥湿；四物补血安胎；黄芩、黄连清热降火。若素体阳虚，痰从寒化，可选用苓桂术甘汤合泽泻汤加减以温化痰饮；若胃脘满闷、纳呆腹胀，可加厚朴、白豆蔻、砂仁等化湿健脾；若呕吐频繁，可加代赭石、竹茹等和胃降逆；若多寐、耳鸣，可加郁金、石菖蒲化痰开窍。

3. 中成药

可选用眩晕宁片祛痰定眩，和胃止呕。

（三）肝郁气滞证

1. 临床表现

头晕，情志抑郁，或急躁易怒，善太息，胸胁、胃脘胀满，嗳气，食欲减退，失眠，舌淡红或暗红，苔薄白，脉弦。

2. 方药

柴胡疏肝散（《景岳全书》）加减以疏肝解郁，理气活血。急躁易怒明显、舌红少苔者，可酌加栀子、牡丹皮等清泻肝火；伴呃逆、呕吐等肝气犯胃者，可配伍砂仁、橘皮竹茹汤（《金匮要略》）加减以和胃降逆。

3. 中成药

可选用逍遥丸类疏肝理气。

（四）肝肾亏虚证

1. 临床表现

头晕目眩，视力减退，耳鸣健忘，失眠多梦，神疲乏力，腰膝酸软，舌淡红或红，苔薄，脉弦细。

2. 方药

左归饮（《景岳全书》）加减以滋养肝肾、养阴填精。头晕目眩者，可酌加天麻、葛根、柴胡等平肝舒络；失眠、多梦、健忘等心肾不交者，可酌加黄连、肉桂、阿胶、鸡子黄、酸枣仁、柏子仁等交通心肾、养心安神；腰膝酸软、神疲乏力较甚者，可酌加杜仲、牛膝、桑寄生、续断等补肝肾、强腰膝。

3. 中成药

可选用六味地黄丸、左归丸等滋补肾阴。

（五）气血两虚证

1. 临床表现

头晕目眩，心悸健忘，少寐多梦，神疲乏力，气短懒言，面色苍白或萎黄，舌淡，脉细弱或沉细。

2. 方药

八珍汤（《正体类要》）加减以益气养血。头晕眼花甚者，酌加菊花、枸杞子、蔓荆子等以养血平肝；心悸健忘、少寐多梦者，酌加远志、酸枣仁、龙眼肉、茯神等以养心安神；自汗、易感等气虚卫阳不固者，可加黄芪、防风、浮小麦益气固表；畏寒肢冷、便溏泄泻者，可加桂枝、干姜、炒薏苡仁、炒白扁豆等温中散寒、健脾止泻。

3. 中成药

可选用八珍丸、归脾丸等益气养血。

(六) 脾肾两虚证

1. 临床表现

面浮肢肿，甚则遍身俱肿，按之凹陷，口中淡腻，脘腹胀满，食欲不振，气短懒言，头晕耳鸣，腰酸肢冷，小便短少，大便溏薄，舌体胖嫩，边有齿痕，苔薄腻或白滑，脉滑无力或沉迟。

2. 方药

真武汤（《伤寒论》）加减以温阳利水。需要注意的是方中附子大辛大热，且有毒性，用量不宜太重，一般 6 ~ 9 g，入药先煎、久煎，或可易桂枝通阳化气。若肿势明显，酌加防己以利水消肿；肿甚致胸闷而喘者，酌加葶苈子、杏仁、厚朴以宽中行气、降逆平喘；食少便溏者，酌加山药、薏苡仁、扁豆、芡实以实脾利湿；神疲懒言者，可酌加人参、黄芪以补脾益气；腰酸腰痛者，酌加杜仲、续断、桑寄生固肾强腰安胎；畏寒肢冷者，可酌加桂枝、肉桂、干姜等温阳散寒。

3. 中成药

可选用五苓胶囊、肾气丸等补脾益肾、化气行水。

此外，若伴面唇紫暗、头痛如针刺、舌质紫暗或有瘀点、脉细涩或弦涩等瘀血阻滞之象，针对兼夹血瘀证者，治疗用药时可配伍黄芪赤风汤加减以益气活血、祛风定眩，亦可酌加丹参、当归等活血和血。薛汝萍应用复方丹参注射液联合西药治疗 HDCP 可显著提升降压效果、改善症状和妊娠预后不良结果。

四、中医非药物疗法

对于服药依从性较差的人群，采用非药物疗法进行干预无疑是最合适的，且有研究表明针药结合的方法能够更好地提高疗效。临床常用于治疗妊娠高血压的非药物疗法包括针灸、耳穴压丸、推拿按摩等，这些都是我国传统医学的特色疗法，多项研究表明这些疗法在治疗 HDCP 中有确切的疗效，对于妊娠期临界性高血压人群也同样适用。

（一）针灸治疗

针灸具有疏通经络、调和气血等作用，临床降压的疗效已被证实，其作用机制是通过多系统、多靶点、多层面的调节机制联合发挥降压作用。针灸通过对周围神经的良性刺激，能使血管扩张，血管腔增大，从而达到降血压的作用。有研究表明配合针刺双侧大陵、神门、内关、足三里与单纯西药治疗 HDCP 对照，降压效果明显增加。配穴：阴虚肝旺证可配伍太溪、太冲；痰湿内阻证可配伍太白、丰隆、阴陵泉。针刺时要注意手法温和，避免强刺激伤胎。

由于妊娠期的特殊性，需要注意：妊娠 3 个月以内者，不宜针刺小腹部的穴位；妊娠 3 个月以上者，其腹部、腰骶部也不宜进行针刺；此外，三阴交、合谷、昆仑、至阴、肩井等穴，下腹部穴位及一些通经活血的腧穴，在妊娠期间应禁刺。

（二）穴位按摩

穴位按摩可疏通经络、调和气血，并在一定程度上消除患者的紧张、烦躁情绪，缓解不适症状。有研究表明，通过按摩太阳、百会、风池、太冲、内关、足三里等穴，降压效果明显优于单纯应用倍他乐克、硫酸镁。对肝风内动型和痰火上扰型患者辨证取穴进行按摩时，按摩手法可选掐、按、揉、拿等法，五指拿从头顶拿至风池数次，按揉风池、百会、曲池、神门、太溪、足三里、丰隆等穴。肝风内动者，加按揉肾俞、太冲、行间、涌泉；痰火上扰者，按揉中脘、膻中、肝俞、脾俞、胃俞、内关等穴。发现上述治疗后妊娠患者的血压、肌酐等各项指标均有显著改善。

穴位按摩的注意事项同针灸治疗，注意手法轻柔，密切观察孕妇的状态，如有不适，应及时停止按揉并对症处理。

（三）耳穴疗法

耳穴疗法是中医学的一部分，人体多条经脉均与耳密切相关，《灵枢·口问》曰："耳者，宗筋之所聚也……十二经脉上结于耳。"《素问·脏器法时论》曰："肝病者……虚则……耳无所闻……气逆则头痛，耳聋不聪。"《灵枢·脉度》云："肾气通于耳，肾和则耳能闻五音矣"，说明耳穴可以起到调节脏腑经络的作用。中医认为妊娠期临界性高血压多与肝、脾、肾关系密切，在治疗时常用穴位有耳尖穴、降压点、降压沟，阴虚肝旺证可配肝穴、肾穴、额穴、枕穴、心穴、皮质下、交感等。

谢承敏等以耳背沟、神门、角窝上（降压点）、心穴为主穴，以肾上腺、额穴、枕穴、肝穴、肾穴、皮质下、耳尖为配穴进行耳穴压丸治疗，研究结果表明耳穴治疗同药物治疗一样，对于降低血压疗效明显，而且血流动力学改变优于药物治疗。

注意事项：可选用耳穴压丸或耳针治疗，治疗时要注意手法轻柔，慎用具有活血功能的穴位，避免伤胎。孕 40 天至 3 个月者不宜行耳穴治疗，5个月后需要治疗时，可轻刺激，不宜选取子宫、腹、卵巢、内分泌等穴，有习惯性流产者禁用耳穴治疗。

五、妊娠期临界性高血压的调护

明代医家万全在《妇女秘科》云："妇女受胎之后，最宜调饮食，淡滋味，避寒暑，常得清纯和平之气，以养其胎，则胎元完固，生子无疾。"这从饮食、起居、情志 3 个方面说明了孕期养生调护的方法。

（一）饮食调护

高血压人群应低盐低脂饮食，孕期也不例外，宜清淡饮食，尽量避免刺激性食物如辛辣之品、咖啡、浓茶等，少食生冷，戒烟戒酒，多食用富含蛋白质的食物，如瘦肉、鱼、蛋等，植物性蛋白为大豆制品，同时应多摄入新鲜蔬菜、水果，如香蕉、洋葱、芹菜、黑木耳、香菇等，保证维生素、膳食纤维的摄入。研究表明低钙、低镁及钙镁代谢异常与高血压有关。蔬菜是钾、镁和膳食纤维的主要来源。食物中的香蕉可以提供较多的能够降低血压的钾离子，有抵制钠离子升高及损坏的作用。芹菜中的水芹素能起到较好的降压作用。洋葱可使动脉脂质沉着减少，且洋葱的降压作用已经得到国际医学界的认可。海带中的碘和镁对防止动脉脂质沉着有一定的作用，并能增加血流量。黑木耳、香菇含有丰富的膳食纤维，经常食用能降低血液中的胆固醇，防止动脉硬化。富含维生素 C 的水果具有保护动脉血管内皮细胞免受有害物质损害的作用。

梁彩英等针对不同证型的 HDCP 患者进行食疗，如肝阳上亢证，饮食宜选芹菜粥、菊花茶等；肝肾阴虚证宜选何首乌大枣粥；脾虚湿困证宜选黄芪鹌鹑汤、薏苡仁粥等，对妊娠高血压水肿和蛋白尿效果显著；肾阳虚证宜选肉桂茶、虫草杞子煲鸡等。观察组较对照组症状得到显著改善，妊娠预后良好。

需要注意的是，孕期若饮食过量则会造成肥胖，体重增长过多反而容易引起高血压、糖尿病等并发症，因此适量合理的补充营养是孕期食疗的基本原则。

（二）情志调护

情志失调是妊娠期临界性高血压发病的因素之一，《叶氏竹林女科》认为"宁静即是胎教"，建议怡情养性，心静于内，虑谧于中，做到"无悲哀思虑惊动"（徐之才《逐月养胎法》），不为七情所伤，保持稳定乐观的情绪，可使孕妇气血和顺，胎元调固，利于母胎。

刘馨通过对 HDCP 患者进行心理疏导和健康宣教，与常规护理对照研究显示，在血压、睡眠质量及生活质量方面，观察组结果均优于对照组。同时，数据亦提示施行心理健康护理对降低妊娠不良结局发生率具有积极意义。

（三）起居调护

孕期气血聚于冲任养胎，卫外功能减弱，易为外邪乘袭致病，因此要谨慎起居。《产孕集》提出孕妇"毋登高，毋用力，毋疾行，毋侧坐，毋曲腰，毋跛倚，毋高处取物，毋向非常处大小便，毋久立久坐，毋久卧，毋犯寒热""不可过逸，逸则气滞，不可过劳，劳则气衰"。由此可见古人对于孕期的起居调养格外注意，但并不是严格制动。孕期可进行相对缓和的运动，如户外散步、孕妇有氧操、太极拳等，劳逸结合，适量运动有助于调整情绪和控制体重，从而更好地控制血压。

（刘　妍）

第二节　合并其他疾病的人群

一、临界性高血压合并血脂异常的治疗策略

（一）临界性高血压合并血脂异常的中医病因病机

临界性高血压出现相应临床症状者在中医归属于"头痛""眩晕"等疾病范畴，对于未出现相关临床症状者归属于"未病""逸病"范畴。本病多与情志失调、内伤虚损、饮食不节等因素有关，病机主要包括痰湿内阻、肝阳上亢、肝郁气滞、痰瘀互结、肝肾亏虚，病位与肝、脾、肾密切相关。血脂异常在中医归属于"痰浊""血瘀"等疾病范畴，受内伤、劳逸、饮食等多种因素影响，以脏腑功能失调为本，痰浊、瘀血为标，主要是由肥甘厚腻物质在体内积累，导致人体气血运行不畅或是湿阻中焦，脾脏不能正常运化所致。临界性高血压合并血脂异常，二者之间相互影响，病因病机多为先天禀赋不足，肝肾阴虚，阴虚阳亢，肾精亏虚，精化为浊，导致血压、血脂升高。若患者后天失养，嗜食肥甘厚味，脾失健运，水湿凝聚成痰，痰浊酿为膏脂，痰湿阻碍血脉则血压升高，脂浊阻滞则血脂异常；若患者思虑过多、劳逸失度，耗伤气血，气虚无力推动血行则成瘀，血脉瘀阻导致血压升高，气虚血行不畅，脂浊停于脉内，致血脂异常。病属本虚标实，以肝肾阴虚为本，痰湿瘀血为标，病位主要涉及肝、脾、肾。

（二）临界性高血压合并血脂异常的诊断标准

临界性高血压合并血脂异常是指 18 岁以上人群，在未使用降压药物及降脂药物的情况下，血压处于正常血压至确诊高血压之间的血压值，即收缩压 120～139 mmHg 和（或）舒张压 80～89 mmHg，同时合并血清总胆固醇血症（血清总胆固醇 ≥5.18 mmol/L）、高甘油三酯血症（甘油三酯 ≥1.70 mmol/L）、低密度脂蛋白胆固醇血症（低密度脂蛋白胆固醇 ≥3.37 mmol/L）、高密度脂蛋白胆固醇血症（高密度脂蛋白胆固醇 <1.04 mmol/L）上述血脂异常指标中至少符合一项则可诊断为临界性高血压合并血脂异常。

（三）临界性高血压合并血脂异常的管理

1. 临界性高血压合并血脂异常的风险分层评估

风险分层：基于《中国成人血脂异常防治指南（2016 年修订版）》和《中国高血压防治指南（2018 年修订版）》的危险因素分层标准，动脉粥样硬化性心血管疾病患者均为极高危患者（二级预防）；对非动脉粥样硬化性心血管疾病患者（一级预防）须基于低密度脂蛋白胆固醇水平，有无高血压，以及其他危险因素如吸烟、高密度脂蛋白胆固醇减低及男性年龄 ≥ 45 岁或女性年龄 ≥ 55 岁，进行动脉粥样硬化性心血管病的风险评估。在评估风险时，将低密度脂蛋白胆固醇或血清总胆固醇水平和病理性血压升高作为危险分层的重要参数，同时结合吸烟、高密度脂蛋白胆固醇和年龄等危险因素按照动脉粥样硬化心血管病发病平均风险，分别定义为低危、中危、高危、极高危、超高危。

风险评估：动脉粥样硬化是高血压患者发生心血管病及事件的病理基础。有研究发现，动脉粥样硬化的危险因素除病理性血压升高、糖尿病、吸烟、肥胖、遗传因素等外，还有血脂异常。一定程度的血脂异常尤其是低密度脂蛋白胆固醇的升高是诱发动脉粥样硬化性心血管疾病形成的关键因素。临界性高血压与血脂异常，二者既有独立的致病机制，又存在一定的相互作用，它们共同促进动脉粥样硬化的发生发展，最终加速动脉粥样硬化性心血管疾病的进程。由此可见，风险取决于多项危险因素的综合效应，而非单一指标。因此，为降低发生心脑肾及血管并发症和死亡的总危险，在治疗临界性高血压合并血脂异常患者前，应进行心血管综合风险分层并评估，从整体把控风险，以心血管病风险水平作为制定降压降脂目标值的依据，确定总体风险、血压目标值、低密度脂蛋白胆固醇目标值。

2. 临界性高血压合并血脂异常的管理目标

根据患者的总体风险水平，综合干预多项心血管病的危险因素，给予降压和调脂的双达标策略，纠正靶器官损害，治疗与之并存的临床疾病。

（1）参照《中国高血压防治指南（2018 年修订版）》中的"降压治疗策略"和 2002 年《中药新药临床研究指导原则（试行）》中规定的证候诊断，对于年龄 < 80 岁的老年患者或血压不易控制的患者，血压可放宽至正常高值高线以下，即 < 140/90 mmHg；在可耐受的情况下，血压可进一步降至正常高值低线以下，即 < 130/80 mmHg；对于年龄 ≥ 80 岁的高龄老年患

者，血压可控制在 <140/90 mmHg。

（2）参照动脉粥样硬化性心血管疾病的危险分层，控制血压在达标的基础上：对临界性高血压合并血脂异常的低危患者，须将低密度脂蛋白胆固醇水平降至目标值 3.4 mmol/L 以下，非高密度脂蛋白胆固醇水平降至 4.1 mmol/L 以下，甘油三酯水平降至 1.7 mmol/L 以下；对于临界性高血压合并血脂异常的中/高危患者，须将低密度脂蛋白胆固醇水平降至目标值 2.6 mmol/L 以下，非高密度脂蛋白胆固醇水平降至 3.4 mmol/L 以下，甘油三酯水平降至 1.7 mmol/L 以下；对于临界性高血压合并血脂异常的极高危患者，须将低密度脂蛋白胆固醇水平降至目标值 1.8 mmol/L 以下，非高密度脂蛋白胆固醇水平降至 2.6 mmol/L 以下，甘油三酯水平降至 1.7 mmol/L 以下；对于临界性高血压合并血脂异常的超高危患者须将低密度脂蛋白胆固醇目标水平降至 <1.4 mmol/L 以下，非高密度脂蛋白胆固醇水平降至 2.2 mmol/L 以下，甘油三酯水平降至 1.7 mmol/L 以下。

（四）临界性高血压合并血脂异常的治疗原则

随着现代生活水平的提高，临界性高血压合并血脂异常的发生率呈上升趋势。血压升高与血脂异常两项危险因素并存，共同促进动脉粥样硬化的发生与发展，使心血管病及事件风险明显升高。针对临界性高血压和血脂异常在动脉粥样硬化性心血管病发生与发展中的机制和相互作用，对其联合干预对延缓疾病进展、降低心脑血管相关事件发生风险具有积极意义。因此，要密切关注并监测临界性高血压合并血脂异常患者的血压、血脂，对于血脂异常评估为中危及以上的临界性高血压患者，均应立即启动降脂药物治疗。在控制血压的基础上进一步调节患者的血脂，是临界性高血压合并血脂异常患者的治疗原则。

（五）临界性高血压合并血脂异常的治疗方法

1. 一般性治疗

临界性高血压合并血脂异常的发生和发展均与不良生活方式有着密切的关系，改变生活方式是临界性高血压合并血脂异常患者的基础治疗手段。对于所有患者，无论是否进行药物治疗，均应对患者生活方式加以了解和干预。

（1）限盐和合理膳食，限制氯化钠摄入量，<6 g/d；控制胆固醇摄入

量，建议摄入量＜300 mg/d；推荐食用全谷物、豆类和新鲜蔬菜水果等食品，限制摄入高热量食品（如动物脂肪、甜食、含糖饮料等）。

（2）戒烟，所有患者应严格戒烟并避免接触二手烟。

（3）不饮或限制饮酒，建议临界性高血压合并血脂异常患者不饮酒。如饮酒，酒精摄入量应限制在＜25 g/d（男性）、＜15 g/d（女性），或白酒、葡萄酒、啤酒摄入量分别＜50 mL/d、100 mL/d、300 mL/d。

（4）减重，控制体重（体重指数＜24 kg/m²）、腹围正常（男性＜90 cm、女性＜85 cm）。

（5）增加身体活动，推荐患者进行中等强度的身体活动（如步行、慢跑、骑自行车、游泳等），4~7 天/周，累计 30~60 分钟/天。

（6）减轻精神压力，保持心理平衡。

2. 中医辨证治疗

根据临界性高血压合并血脂异常的病因病机及其临床表现，该合并病证多发于痰湿壅盛、肝阳偏亢之体，辨证以虚实为主，实者在肝，虚者多在脾肾，早期多实，中期多虚中夹实，后期多虚证。偏于实者，多因素体阳盛，肝气偏激，七情所伤，忧郁恼怒过度，脏腑功能失调，气血逆乱，致肝失疏泄，阳热亢盛，或化火、生风，或伤阴、耗血，或气郁、致瘀，或酿痰、生湿，辨证为痰浊内阻、肝阳上亢、痰瘀互结、肝郁气滞证；偏于虚者，多因年高体衰，肾精亏虚，脾气不足，虚阳失潜，或阴虚及阳，以致阴阳失衡，水火不济，辨证为肝肾亏虚证。依据中华中医药学会颁布的《临界性高血压的中医诊疗指南》，推荐临界性高血压合并血脂异常患者选用中药或中成药辨证治疗。

二、临界性高血压合并糖尿病的治疗策略

（一）临界性高血压合并糖尿病的中医病因病机

临界性高血压出现相应临床症状者在中医归属于"眩晕""头痛"等疾病范畴，对于无临床症状者在中医可归属于"未病""逸病"范畴，多受禀赋不足、饮食不节、劳逸失度等因素影响，和"风歧"病证联系紧密。糖尿病在中医归属"消渴"范畴，泛指因恣食肥甘，或情志过极，或房事不节，或温热邪伤，或滥服金石药物等致使胃热液涸，或肺热化燥、心火偏盛、肾阴受灼，致使气化失常，津液精微不约而下泄所引起的慢性高血糖代谢性疾病，以阴虚或气虚为本，痰浊血瘀为标。临界性高血压合并糖尿病的基本病机是机体阴阳平衡失调加重，在肝肾阴虚、阴虚阳亢的基础上，又有燥热内生、耗伤阴津而致水谷运化失常，临界性高血压与糖尿病两种病症合并，导致患者在静息情况下血压上升，糖代谢紊乱，并且出现多种器官病变的全身性疾病。因此，临界性高血压合并糖尿病的病机常与脾、胃、肝、肾等脏腑器官的功能失调相关，尤其是与肝、脾、肾三脏器的功能失调关系密切。

（二）临界性高血压合并糖尿病的诊断标准

临界性高血压合并糖尿病是指 18 岁以上人群，在未使用降压药物及降糖药物的情况下，血压处于正常血压至确诊高血压之间的血压值，即收缩压120～139 mmHg 和（或）舒张压 80～89 mmHg，同时合并以下糖尿病诊断标准之一：①糖尿病症状（多尿、多饮及不能解释的体重下降），并且随机（餐后任何时间）血浆葡萄糖≥11.1 mmol/L（200 mg/dL）；②空腹（禁热量摄入至少 8 小时）血浆葡萄糖水平≥7.0 mmol/L（126 mg/dL）；③口服葡萄糖（75 g 脱水葡萄糖）耐量试验中 2 小时的血浆葡萄糖水平≥11.1 mmol/L（200 mg/dL）。（注：在无引起急性代谢失代偿的高血糖情况下，应在另一日重复上述指标中任何一项，以确定糖尿病的诊断，不推荐做第 3 次口服葡萄糖耐量试验测定。）

（三）临界性高血压合并糖尿病的管理

1. 临界性高血压合并糖尿病的风险分层评估

临界性高血压不仅是血流动力学异常疾病，更是代谢紊乱性疾病。有研究发现，超过 80% 的高血压患者合并一种或几种危险因素，包括年龄、家族史、糖耐量异常、左心室肥厚、肥胖、血脂紊乱、高尿酸血症等，这些因素相互关联，相互作用，加速并发症的发生发展。糖尿病作为动脉粥样硬化性心血管病的主要危险因素，是包括临界性高血压在内的心血管病中最重要的合并疾病，同时也是加重高血压并发症发生发展的危险因素。临界性高血压合并糖尿病的患者，大血管与微血管均受累，将会加速心血管病、脑卒中、肾病及视网膜病变等多种并发症的发生发展，增加患者的死亡率。因此，对于临界性高血压合并糖尿病的患者还要识别其他心血管危险因素，进行心血管风险分层并进行充分评估，确定是否存在靶器官损伤和并发症。将已确诊合并糖尿病的动脉粥样硬化性心血管疾病患者分层为极高危；年龄＞40 岁的糖尿病患者分层为高危；20～39 岁糖尿病患者合并多种危险因素（包括高血压、血脂异常、吸烟、肥胖、早发冠心病家族史）或靶器官损害（包括蛋白尿、肾功能损害、左心室肥厚或视网膜病变）分层为中危。

2. 临界性高血压合并糖尿病的管理目标

为降低发生心脑肾及血管并发症和死亡的总危险，在治疗临界性高血压合并糖尿病患者时，应进行心血管综合风险评估并分层，确定总体风险、血压目标值、血糖目标值、糖化血红蛋白目标值。综合干预多项心血管病危险因素，从整体把控风险，以心血管病风险水平作为制定降压降糖目标值的依据。

（1）参照《中国高血压防治指南（2018 年修订版）》中的"降压治疗策略"，临界性高血压合并糖尿病患者结合自身的危险分层情况，在可耐受的情况下，血压应降至正常高值低线以下，即＜130/80 mmHg；对于老年患者或血压不易控制的患者，血压可放宽至 140/90 mmHg 以下。

（2）参照《中国高血压防治指南（2018 年修订版）》中"继续坚持心血管风险评估和分层"的意旨，特别对糖尿病有无并发症进行了更细的划分，进一步强调了心血管总体风险评估，对血压升高合并糖尿病提出更严格的血糖控制目标，即一般空腹血糖应＜4.4～7.0 mmol/L，非空腹血糖应＜10 mmol/L，糖化血红蛋白＜7.0%；能耐受的情况下可进一步将指标控制在空腹血糖应＜6 mmol/L，非空腹血糖应＜8 mmol/L，糖化血红蛋白＜6.5%。

（四）临界性高血压合并糖尿病的治疗原则

随着经济发展和现代生活水平的改善，临界性高血压合并糖尿病的疾病发生率不断升高。高血压不仅是血流动力学异常疾病，更是代谢紊乱性疾病。高血压与糖尿病具有复杂的、多因素构成的病理生理变化，二者关系紧密，相互作用叠加，加速了心脑血管疾病及并发症的发生发展，有增加心脑血管疾病及其死亡的危险。面对临界性高血压合并糖尿病的患者，治疗时应注意对血压、血糖和其他危险因素的综合控制，既要将血压降低到理想水平，更要对并存的危险因素进行积极干预，这才能降低心血管相关事件的发生风险。因此，密切关注并监测临界性高血压合并糖尿病患者的血压、血糖，在积极干预生活方式的基础上调控血压、血糖，是临界性高血压合并糖尿病患者的治疗原则。

（五）临界性高血压合并糖尿病的治疗方法

1. 一般性治疗

依据《中国 2 型糖尿病防治指南（2020 年版）》，糖尿病患者的血压水平如果超过 120/80 mmHg 即应开始生活方式干预以预防高血压的发生。

（1）合理膳食，增加膳食纤维的摄入：在控制总热量的基础上，建议适当增加水果、蔬菜、低脂奶制品、全谷类、植物来源蛋白质的摄入，减少饱和脂肪酸和胆固醇摄入。WHO 建议成人每日摄入膳食纤维 25 ~ 35 g，补充膳食纤维有助于降低血压，减少心血管病发生风险。

（2）控制钠的摄入：限钠可降低血压，每日钠摄入量减少 1.0 g 可使收缩压下降 6 mmHg。建议患者食盐摄入量应 < 6.0 g/d（或每日钠摄入量 < 2.4 g），减少烹饪用盐，少用高钠调味品（如味精、酱油等），少食高钠加工食品（如咸菜、腌制品等）。

（3）增加钾、钙、镁的摄入：每日钾摄入量达到 3700 mg，可使收缩压下降 3 ~ 13 mmHg，舒张压下降 0 ~ 9 mmHg。因此，鼓励患者多食富钾食物，如新鲜蔬菜、水果和豆类，肾功能良好者可以低钠富钾食盐代替普通食盐。肾功能不全者不宜使用低钠富钾食盐，以免诱发高钾血症。建议有条件的患者可适当补充钙和镁，每日补钙 1000 ~ 1500 mg 可使收缩压下降 3.0 mmHg，舒张压下降 2.5 mmHg；每日补镁 240 ~ 1000 mg 可使收缩压下降 1.0 ~ 5.6 mmHg，舒张压下降 1.0 ~ 2.8 mmHg。

（4）控制体重：建议所有超重和肥胖的患者减重，措施包括控制能量摄入、优化膳食结构（少食高脂、高糖食物或饮料）、增加体力活动、减少静坐时间、优先使用有减重作用的降糖药物等。

（5）增加运动：运动不仅有一定的降压作用，还有助于控制血糖、减肥，并降低心血管病发生风险。建议患者除日常生活的活动外，每周参加 5 次以上中等强度运动，每次时间不短于 30 分钟。每周 150 分钟的有氧运动可使收缩压降低 8 mmHg。运动时要注意防范运动损伤和低血糖。

（6）戒烟限酒：吸烟是心血管病和癌症的重要危险因素，临界性高血压合并糖尿病患者如果吸烟则应戒烟，并避免被动吸烟。同时限酒有助于控制血压。建议患者戒酒，如不能戒酒则应控制饮酒量并选择低度酒。男性每日乙醇摄入量不超过 25 g，每周不超过 140 g；女性每日乙醇摄入量不超过 15 g，每周不超过 80 g。

（7）保持心理平衡，避免精神紧张、焦虑：精神紧张可通过激活交感神经系统而升高血压。精神紧张的主要原因包括生活、学习和工作压力，保持乐观和积极的生活态度有助于血压和血糖的控制。

2. 中医辨证治疗

临界性高血压以痰湿中阻证、肝阳上亢证、肝肾亏虚证最为多见，因此前人有"诸风掉眩，皆属于肝""无火不动痰，无痰不生晕"及"无痰不作眩，痰因火动"等说法。随着对糖尿病病机研究的深入，一些学者提出了糖尿病的发展过程可分为3个阶段，即病变早期，阴津亏耗，燥热偏盛；病程迁延，气阴两伤，脉络瘀阻；病变后期，阴损及阳，阴阳俱虚。糖尿病的病机演化趋势是由轻渐重，阴损及阳，变证百出。临界性高血压合并糖尿病即是在这种病理过程中形成的。一方面，根据临界性高血压合并糖尿病的病因病机及其临床表现，二者合病，实中夹虚，虚中夹实，实证多言其标，虚证多言其本，标是由本而生，所以治疗时又要注意治本，抓住时机，治疗其正虚一面。故《黄帝内经》中有"上虚则眩"及"上气不足，脑为之不满，耳为之鸣，头为之苦烦，目为之眩"的说法。张景岳也有"无虚不作眩"之论。但也要时刻注重实证的治疗，甚至有时必须先治其实。另一方面，标、本、虚、实、风、痰、气、火等又常兼杂并见，如肝阳旺者，治以平肝潜阳为主，又需加养阴柔肝、息风清热、益肾之品，必须权衡准确，立法组方。肝肾同源，"治肾即治肝，治肝即息风，息风即降火，降火即清热"的说法，亦可参考应用。对于临界性高血压合并糖尿病患者，基础治疗同样重要。一般认为，行为和生活方式干预是临界性高血压合并糖尿病治疗的基础和有效措施。依据中华中医药学会颁布的《临界性高血压的中医诊疗指南》，推荐糖尿病的患者在血压处于临界性高血压状态，即血压水平超过120/80 mmHg 时，一般主张采取生活方式干预以预防高血压的发生。进行生活方式的干预的同时，可选择传统功法治疗，或选用中药或中成药辨证治疗。而中成药的选用必须适合相应证型，切忌盲目使用。剂型建议选用无糖颗粒剂、胶囊剂、浓缩丸或片剂。

（魏明娜）

第七章　名中医治疗经验摘录

　　古代没有临界性高血压的病名，也无临界性高血压的概念，但基于此病有关的临床表现中医多将其归为眩晕、头痛、风眩等类病证。临床中，临界性高血压的治疗从中医角度来说与高血压病的治疗并无本质区别，都是着眼于人体阴阳气血的虚实盛衰、风火痰瘀寒等病理变化去立法处方，但同时要更重视治未病思想的贯彻。

　　无论是高血压还是临界性高血压，其病理演化都脱离不开肝风二字，肝风多因虚而动，易因火而盛，兼痰瘀而难去，甚则致气血逆乱。临床上需重视肝风的影响，天麻钩藤饮、镇肝熄风汤等都是治疗高血压使用频率较高的方剂，但这并非强调一见血压升高就要去平肝镇肝，还是要根据人体气血阴阳的动态变化去处方，否则容易陷入"某病等于某方"的误区。简要言之，如肝肾不足而致肝风内动，则治本虚为主佐以平肝，其中又有肝阴不足、肝血不足、肝胃虚寒、肾阴不足、肾阳不足、阴阳两虚等区别侧重，处方可能会用到镇肝熄风汤、四物汤、吴茱萸汤、地黄丸、真武汤、肾气丸等；如因火郁其内而致肝风亢动，则以火郁发之为原则，可选升降散、四逆散、栀子豉汤等调畅气机，酌加镇肝、息风之品；如因脾虚痰湿缠绵引动肝风，着重健脾化浊佐以散风除湿，方用越鞠丸、半夏白术天麻汤加减，配以羌活、防风、菊花等药。

　　对心血管科疾病进行诊疗时，很多以高血压前来就诊的患者多侧重诉说其血压情况及和血压相关的头晕头痛等不适症状。然而，在问诊时还需重视患者的饮食生活习惯、精神体力状态、睡眠情况、二便情况、女性还要着重问其经带胎产等方面。如有患者以调治高血压来诊，但通过问诊知其睡眠很差、多噩梦纷纭、咽部发紧，着眼于此，处方以百合地黄汤加减，其睡眠改善、血压自降。有年轻女性患者因工作压力大、过度节食致血压升高、停经多月，处方以四逆散加鹿角霜、菟丝子等侧重调理其月事，月事正常其气血条畅，血压自然逐渐恢复。有患者因服用激素导致血压升高、满面痤疮，处方以清心凉膈散加减对抗激素的不良反应，亦可辅助降压。有产后患者因血压升高、水肿来诊，考虑其产后多血虚、血不利则为水的病理状态，处方以当归芍药散加减，水肿消退、血压恢复正常。亦有十几岁孩童因肥胖、血压升高而家长携其来诊，排除继发性高血压后，处以健脾益气、消食导滞之方，嘱家属控制其饮食，加强运动数月，体重下降，血压亦能恢复正常。此外，不要轻易给患者扣上高血压的帽子，要注意"标签效应"所带来的心理压力和社会问题，尤其是对于临界性高血压患者，开的方子只是一方面，更要教他们做好自我健康管理，监测好血压。教给患者一些如代茶饮、艾灸、穴位按摩等切实有效、易于操作的保健方法，医患协同，做好配合，落实好"治未病"思想，达到"养生生活化、生活养生化"的效果，才能共同打赢这场高血压阻击战。

以上是笔者关于临界性高血压治疗干预的一些浅见，以此抛砖引玉。

一、陈可冀

陈可冀院士是中西医结合的大家，治疗高血压坚持病证结合的治疗理念，采用中西医结合疗法，必要时以西药治疗配合中药辨证论治，降压的同时亦可改善患者头晕、头痛、失眠等不适症状，体现出中西医结合调节血压的巨大优势。陈可冀院士团队通过统计观察，认为高血压初期多见肝郁化火、火热上冲证候，肝阳上亢证亦不少见，此时多出现眩晕、头痛、烦躁易怒、失眠多梦等症状。治疗上强调在平肝息风的同时，侧重清肝泻火和平肝潜阳，多予清眩降压汤、清达颗粒加减。（注：清眩降压汤是陈可冀院士根据天麻钩藤饮并结合自己多年的临床经验化裁而来的中药复方，临床常用于治疗高血压肝肾阴虚、肝阳上亢证，由苦丁茶 30 g，天麻 30 g，钩藤 30 g，黄芩 10 g，川牛膝 10 g，杜仲 10 g，夜交藤 30 g，生地 30 g，桑叶 15 g，菊花 15 g 组成；清达颗粒则是根据清眩降压汤进一步精简化裁而来的中药复方，由天麻、钩藤、黄芩、莲子心四味药物组成。）

二、薛伯寿

国医大师薛伯寿教授学承蒲辅周先生，尊崇中和之道，强调和合之法，临证重视调动人体自身气血功能。对于高血压的治疗不赞同不加以审因辨证一味堆砌镇肝息风药物或者西药药理学证明有降压作用的中药的做法，根本上还是要辨证论治。治疗上以通达气机、和调气血为目标，以助人自身之气机血脉通畅、阴阳和谐之内源动力来纠偏矫正，以恢复人自身之内稳态，此所谓"以他平他"之和合之法。如高血压病患者气机不利，火热内扰，薛伯寿教授多用升降散、四逆散、小柴胡汤等方打底；如气虚血瘀者多以黄芪赤风汤加减；如属肝肾阴虚、风阳上扰者，以大补阴丸合升降散，佐以磁石；如风阳挟痰上扰，以越鞠丸、天麻钩藤饮加减；如属肝肾不足、冲任失调所致，常用张伯讷先生所创之二仙汤加减治之。此外，薛伯寿教授强调临证治疗疾病非仅靠药物功效，"和合"之治，不仅在于调和人体五脏、心神、气血，更要引导患者调和外部环境的矛盾，"静而生慧"，静心宁神、修身养性，加强阳光下放松运动，方可形神相合、解压降压。

三、邓铁涛

国医大师邓铁涛教授认为高血压早期多肝肾阴虚，继而肝阳上亢，后期阴损及阳，最终阴阳两虚。故邓铁涛教授根据阴阳变化，分证分期论治：高血压早期肝肾不足宜平肝潜阳，用"石决牡蛎汤"；中期肝脾同病宜健脾平肝益气，用"赭决七味汤"；后期宜补肝肾潜阳，用"肝肾双补汤"；久患高血压偏阴亏者，宜滋肾养肝，用"莲椹汤"；偏阳虚者，用"附桂十味汤"。此外，邓铁涛教授在治疗此病时常加用如红丝线、豨莶草，二者相配有调和气血阴阳、降压之功。红丝线为广东地方草药，有降压作用，邓铁涛教授经验可用红丝线 30 g，瘦猪肉 100 g 煎水饮用辅助降压。〔注：石决牡蛎汤：石决明 30 g（先煎），生牡蛎 30 g（先煎），白芍 15 g，牛膝 15 g，钩藤 15 g，莲子心 6 g，莲须 10 g；赭决七味汤：黄芪 30 g，党参 15 g，陈皮 3 g，法半夏 10 g，云 15 g，代赭石 30 g（先煎），决明子 30 g，白术 15 g，甘草 3 g；肝肾双补汤：桑寄生 30 g，何首乌 24 g，川芎 9 g，淫羊藿 9 g，玉米须 30 g，杜仲 9 g，磁石 30 g（先煎），生龙骨 30 g（先煎）；莲椹汤：莲须 12 g，桑椹子 12 g，女贞子 12 g，墨旱莲 12 g，山药 15 g，龟板 30 g（先煎），牛膝 15 g；附桂十味汤：肉桂 3 g，附子 10 g，桑椹子 10 g，牛膝 9 g，黄精 20 g，牡丹皮 9 g，茯苓 10 g，泽泻 10 g，莲须 12 g，玉米须 30 g。〕

四、朱良春

朱良春国医大师认为高血压的病机特点主要是阴虚阳亢，本虚标实，气虚夹痰瘀是高血压主要病机之一。其从气虚和痰瘀着眼，自拟"双降汤"调气血之虚，去痰瘀之实，虚实同治，随证加减，并常配以"降压洗脚汤"

外用通经络、引血下行。如此标本兼顾，虚实同调，内外合治，治疗气虚夹痰瘀证之高血压合并高脂血症者多收佳效。［注：双降汤：生黄芪、丹参、生山楂、豨莶草各 30 g，广地龙、当归、赤芍、川芎各 10 g，泽泻 18 g，甘草 6 g，水蛭 0.5 ~ 5 g，粉碎，装胶囊吞服；降压洗脚汤：桑叶、桑枝、茺蔚子各 30 g，明矾 60 g，米泔水 1000 ~ 1500 mL，煎汤泡脚，5 剂，1 剂用 2 天，每日 1 次。］

五、梁剑波

岭南著名医家梁剑波基于张锡纯先生以建瓴汤治"脑充血"之经验，创新加建瓴汤治疗高血压之肝阳上亢者多有佳效。［新加建瓴汤：桑寄生、羚羊角（现用替代药）、杜仲、钩藤、菊花、女贞子各 10 g，天麻、当归、白芍各 5 g，珍珠母 30 g，甘草 5 g。］

六、郑卓人

中国中医科学院研究员、针灸名家郑卓人先生从民间采集得"血得平"一方，此方由石斛 20 g，麦冬 20 g，杭菊 20 g，玄参 20，牡蛎 20 g，山茱萸 20 g，茯苓 20 g，泽泻 20 g，连翘 20 g，五味子 15 g，生地黄 15 g，丹皮 15 g，枳实 15 g，大黄 15 g，蒺藜 6 g，柴胡 6 g，荆芥 6 g，防风 6 g，甘草 6 g，知母 10 g，黄芩 10 g，肉苁蓉 15 g。上药研粉装胶囊，每粒装 0.3 g，每次服 9 粒，每日 3 次，1 ~ 2 个月为 1 个疗程。该方适用于治疗高血压病及因高血压引起的头晕、头痛及脑动脉硬化症，同时可起到预防脑出血和脑血栓的作用，故因此得名。此方平肝滋肾，清热降压。粗观此方有防风通圣散的影子，但却又能兼顾阴虚阳亢之病机，配伍得当精巧，记录于此与同道分享验证。

七、周仲瑛

周仲瑛教授治疗高血压遵从辨证分期论治，早期多着眼于肝风、痰火、湿浊等，但高血压病程日久，多阴伤及阳，故高血压后期多采用温补阳气法。周仲瑛教授强调治疗此病必须从整体分析，不能单从血压考虑。不可一见血压数值过高就一味滋阴潜阳、镇肝平肝，要从患者全身症状着眼，即使血压过高，但如果其全身症状主要表现为阳气不足、阳气被遏的情况，亦可温补、温通治之，不可误用苦寒或单纯滋阴反致克伐和抑遏阳气。同时，温补法应用时当区别脾虚、肾虚的不同，分别处理。

八、郭子光

郭子光教授治疗高血压主张在辨证论治的范围内，汲取现代中药研究的成果。如辨证为肝阳上亢，选用黄芩、决明子、地骨皮、菊花等，这些药物既有降血压的作用，又符合平肝清肝的论治要求。此外，郭子光教授创眩晕汤治疗高血压等多种内伤实证之眩晕，疗效显著。［注：眩晕汤：石决明30 g，代赭石30 g，夏枯草30 g，半夏15 g，车前子15 g，泽泻20 g，茯苓15 g。前二味先煎15分钟，后下其余诸药再煎20分钟即成。1日1剂，分3~4次服。眩晕重者，加天麻15 g；呕吐频繁者，加生姜15 g，竹茹12 g，先少量频服以和胃止呕，呕止则分次给服；头痛者加羌活15 g；血压高明显者加钩藤30 g；大便秘结者，大黄10 g另泡服，解便停后服。］

九、李士懋

李士懋先生认为高血压的治疗除从肝热、肝阳、痰热、阴虚、阳虚、阴阳两虚等立论，也可以汗法治之。其据脉而断，认为高血压患者如脉沉弦拘紧，乃阴寒痹郁凝泣之象，此为寒邪凝滞型高血压，常用温阳散寒发汗的麻黄细辛附子汤合疏经通络的止痉散加减治疗，疗效确切。此外，李士懋先生医案里，亦可见应用小青龙汤、五积散、防风通圣散之类发汗治疗高血压的例子。无论寒凝抑或火郁，治疗之宗旨皆为气机之通达。李士懋先生以汗法治高血压之卓见值得思考学习。

十、施今墨

施今墨先生善用对药，其治疗实性高血压，多以槐花、黄芩为对药，二药伍用，苦寒泄热、凉血降压的力量增强。治精神昏聩，面红颊赤，大便秘结，小便黄赤，舌苔黄厚，脉象弦大，或弦数，以苦寒折逆之法治之，但不可久用。治疗虚性高血压，多以茺蔚子、夏枯草为对药，二药合用，清泄肝热，平降血压。治头重脚轻，头晕目眩，身痛肢麻，耳鸣，心悸，失眠，脉虚数之虚性高血压，或脑动脉硬化，或脑供血不足等，是"静通"之要药。

十一、祝谌予

祝谌予教授在继承施今墨先生分虚实两型辨证治疗高血压的基础上又有

所创新，并增加瘀血阻络和肝风夹痰两型。他认为高血压初期，多为实性高血压，血压多以收缩压增高为主，脉压差大，每于情绪波动而加重，耳鸣如雷，脉象洪大，"脉上鱼际"，宜清肝泻火、平肝潜阳，用祝氏自拟降压验方：夏枯草15 g，苦丁茶10 g，杭菊10 g，黄芩10 g，槐花10 g，钩藤10 g，茺蔚子10 g，桑寄生20 g，怀牛膝15 g，石决明30 g（先煎）。头痛剧烈者加羚羊角粉、白蒺藜，大便干燥者加生大黄、决明子。中期多见虚性高血压，其中肝肾阴虚型在临床中最为多见，其特点是血压多以舒张压增高为主，脉压相对偏小，耳鸣如蝉，脉沉细弦，多以杞菊地黄汤加减，失眠多梦者加酸枣仁、五味子，肢体麻木者加鸡血藤，头晕加石决明、生牡蛎，耳鸣耳聋加珍珠母、磁石等。其次为阴阳两虚型，常见于高血压之后期，方用桂附地黄汤加减。瘀血阻络型患者由气亏致瘀宜补气逐瘀、平肝通络，方用补阳还五汤加丹参30 g，葛根15 g，桑寄生20 g，鸡血藤30 g，钩藤15 g，牛膝15 g；若由气滞致瘀者，可用血府逐瘀汤加以上药物。肝风夹痰型多因恣食肥甘，痰湿中阻，蕴而化热，引动肝风所致，其治疗宜化痰清热、平肝息风，方用十味温胆汤加钩藤10 g，夏枯草10 g，黄芩10 g，石决明30 g（先煎），珍珠母30 g（先煎）。

十二、矢数道明

日本汉方医学家矢数道明善用防风通圣散治高血压。处方：当归、芍药、川芎、山栀、连翘、薄荷叶、生姜、荆芥、防风、麻黄各1.2 g，大黄、芒硝各1.5 g，白术、桔梗、黄芩、甘草各2 g，石膏3 g，滑石5 g。此方用于高血压症之肥胖体质或体格壮实者，对邪结腹中而腹部膨满呈啤酒桶状，但胸胁苦满不显著，肩凝，心烦不眠，上火便秘之高血压者效佳。

十三、刘渡舟

刘渡舟先生治疗高血压，只要有颈项僵痛，只要辨证是葛根汤证，就用葛根汤治疗，不囿于西药药理学所谓之麻黄升压之说。他认为本方虽然有麻、桂发散升散，容易动阳，但其与葛根辛凉配伍，则可疏通经脉，再与芍药甘草配伍，则善解除经脉血管的痉挛。刘渡舟先生认为，葛根汤不是麻黄汤加葛根，是桂枝汤加麻黄、葛根而成。刘渡舟先生用葛根汤时麻黄的用量比较谨慎，一般用3～4 g，而葛根常用14～16 g；桂、芍常用12 g，有时用14 g，旨在避免过汗伤津引发变证，这一点是值得注意的。

十四、孔少华

孔少华先生认为今人阴虚肝热脾湿者多，故治疗上注重清滋平肝，渗化湿邪，立滋潜渗化和调方，随证加减，治疗阴虚肝热脾湿所致的如眩晕等多种疾病有良效。基本方如下：生牡蛎15 g（先煎），生石决明30 g（先煎），生赭石12 g，旋覆花12 g（布包），桑寄生30 g，炒知柏各10 g，川牛膝15 g，滑石块15 g，橘子核络各15 g，法半夏10 g，云茯苓30 g，霍石斛30 g，血琥珀5 g（同煎）。肝阳上亢者，可加霜桑叶、杭菊、白蒺藜、白僵蚕；中风者，加九节菖蒲、川郁金、地龙肉、豨莶草、牛黄清心丸、苏合香丸。

十五、董建华

中医大家董建华先生强调学习西医或其他知识都是为了更好地继承和发展中医，绝不能见异思迁，学了西医，丢了中医。其所创黄精四草汤融汇中西，兼顾肝脾肾，治疗高血压疗效颇佳。其组成为黄精20 g，夏枯草15 g，益母草15 g，车前草15 g，豨莶草15 g。"四草"合黄精共同发挥补脾益肾、平肝通络、活血利尿的作用，以使血压归于平稳。

十六、贺普仁

针灸大家贺普仁教授学术精湛，在治疗高血压中有其独特的方法。其通过温灸气海穴以"引火归原"法达到治疗肝阳上亢型高血压的目的，主要是利用气海穴的穴性及归经，并通过灸法的"引热下行"之功起效。其《灸具灸法》一书中指出，灸法有温阳补虚、降逆下气、平肝潜阳之效。这些观点都表明灸法可用于虚证、实热证。这也是肝阳上亢型高血压选用温灸之法的理论支撑。

十七、张子琳

三晋名医张子琳先生治疗肝阳上亢型眩晕经验丰富，其从张锡纯建瓴汤有所悟，经数十年反复验证创立著名的平肝清晕汤，其方组成：生白芍12 g，生地黄12 g，生石决明、生龙骨、生牡蛎各15 g，菊花9 g，白蒺藜12 g；血压偏高者多加怀牛膝、桑寄生、生杜仲。张子琳先生以此治疗高血压属肝阳上亢者效验非常。

十八、江尔逊

经方大家江尔逊先生治疗高血压之眩晕，凡具有真性眩晕之特征性证候者（头晕目眩，并感觉自身旋转，或周围景物旋转，伴恶心、呕吐、耳鸣耳聋、眼球震颤、头痛、共济失调等，此为真性眩晕之特征），均投其所创之柴陈泽泻汤，此方即以小柴胡汤、二陈汤、泽泻汤合天麻、钩藤、菊花而成。组成：柴胡 10 g，黄芩 6～10 g，法半夏 10 g，党参 12～15 g，甘草 3～5 g，大枣 10～12 g，生姜 6～10 g，陈皮 10 g，茯苓 15 g，白术 10～15 g，泽泻 10～15 g，天麻 10 g，钩藤 12 g，菊花 10 g。此方治疗高血压、脑动脉供血不足、梅尼埃病等所致真性眩晕，疗效迅速，特记于此。

十九、颜德馨

颜德馨教授临床经验丰富，对眩晕论治亦颇具特色。其言：头为天象，诸阳会焉，若六气外袭，精血内虚，阴亏阳亢，瘀阻清窍，清阳不运，眩晕乃作，故治疗应详察病因，并根据病程之久暂，病证之虚实而灵活施治。其治疗眩晕主要从七个角度着手，分别为疏散风邪法、平肝潜阳法、育阴潜阳法、养血柔肝法、益气升阳法、通窍活血法。此七法可为我们临证治疗高血压等眩晕病提供清晰思路。

二十、裘沛然

中医大家裘沛然先生对于少阴病阳虚水停型高血压，常用真武汤加减，温阳与清化并用，发散与渗利同施，宣通与镇潜共投。

二十一、蒲辅周

蒲辅周先生治疗高血压阳虚者，用龙牡真武汤，亦有用附子汤加龟板、龙骨、牛膝，以温潜之法治之。诸多中医大家的经验都提示我们，不可一见高血压病即重镇平肝、活血利水，亦不可见血压数值过高而畏惧温阳之法，要从患者整体状态着眼，如整体偏阳虚可选用附子剂、二仙汤等加磁石、龙骨、龟板等潜镇之品，尤其对于屡服凉血清肝、平肝潜阳之剂而效验不佳的患者，要记得温潜一途。

二十二、翁维良

国医大师翁维良先生认为中医辨证论治高血压具有优势，可以减少西药用量，其中高血压1级、2级早期可停服西药。翁维良先生治疗高血压注重从肝论治，平肝清肝而不伐肝。治疗常用天麻、钩藤配伍平肝潜阳，用龙胆草、栀子、夏枯草、黄芩、菊花清肝泻火，用杜仲、桑寄生、女贞子、枸杞子平补肝肾。根据时令气候特点，调整治法用药。春季注意养肝疏肝，常用柴胡、佛手、郁金、玫瑰花；夏季注意化暑湿，常用藿香、薄荷、佩兰、荷叶、竹叶、桑叶；秋季注意养阴，常用北沙参、麦冬；冬季注意温补阳气，常用高良姜、桂枝。

二十三、丁光迪

丁光迪先生认为《金匮要略·中风历节病》中侯氏黑散和风引汤是两首很好的方剂，为平肝祛风和镇肝息风的方祖，也是中风病的有效治疗方法。高血压的治疗肯定是离不开肝风二字的，此二方意义非凡，故将有关释义摘录于此。

侯氏黑散全方十四味药：菊花、防风、川芎、细辛、桂枝、当归、白术、人参、干姜、茯苓、黄芩、牡蛎、矾石、桔梗。此方可治大风四肢烦重，心中恶寒不足者，可起平肝祛风、健脾化痰之功效。丁光迪先生认为肝风兼有脾虚症状，以及中风之前和轻度中风，见有同样病情的，此方可用。来春茂先生认为此方"用补气血药于驱逐风寒湿热剂中，俾脏腑坚实、荣卫调和，则风自外散也。君以菊花之轻升，清头部之风热，佐以防风祛风，白术除湿，归芎补血，参苓益气，桂牡行痹，姜辛驱寒，桔梗涤痰开胸，黄芩泻火解郁，矾石解毒，善排血液中之瘀浊，且能护心，俾邪无内凌……外台取治风巅者，亦以清上之力宏也。后人火气痰寒类中诸治法，皆不能出其范也……"纵观此方，看似繁杂无章，但实则兼顾虚实寒热，功效全面。故而来春茂先生认为此方"具有扶正养血，健脾安中，平肝明目，化痰除湿，清热降压，蠲痹止痛，软坚散结，祛风通络，填窍息风诸作用，故可治疗多种疾病，如高血压、冠心病、眩晕、瘫痪（脑血管意外后遗症及风湿关节炎所引起），眼疾如角膜溃疡、迎风流泪、沙眼、翼状胬肉、角膜云翳、老年性白内障等，并可预防高血压中风。本方宜较长期服用，始可显效。散剂服用方便，药价低廉为其特点"。

风引汤全方十二味药：石膏、寒水石、滑石、甘草、大黄、龙骨、牡蛎、赤石脂、白石脂、紫石英、桂枝、干姜。可除热，去癫痫。丁光迪先生认为"本方为镇心肝、息风阳之剂。诸石配合，共起'重以镇怯''涩以固脱'之功。能使风阳不再僭逆，而真气亦不致于随风邪浮越。桂枝祛风，合于三石、大黄，则是寓热于寒，寓守于攻，使寒不败胃，又守住中焦，不致寒下各趋极端"。张锡纯所创镇肝熄风汤、建瓴汤其方意实渊源于此方。近代名医张山雷治疗中风以潜降为主，而所载"潜镇之方"，则首列风引汤。赵锡武对于以半身不遂为主，兼血压高的患者，予潜阳通络，亦是选用风引汤加磁石、龟板、鳖甲、生铁落。此二方为多位中医大家所提倡应用，值得瞩目。

二十四、张灿玾

山东中医药大学张灿玾教授治疗高血压发病初始，或病程中某一阶段，表现为肝火旺盛，风火上扰，则当以清泻肝火为主。常见头痛眩晕较重，兼见目赤烦躁、舌红苔黄、脉弦数等症。若不直折其肝火，诚难息其内动之风。常用之基本方为夏枯草 30 g，菊花 15 g，黄芩 15 g，苦丁茶 9 g，桑叶 9 g，龙胆草 9 g，刺蒺藜 9 g，怀牛膝 15 g，桑寄生 15 g 等。惊悸，加生龙骨、生牡蛎；舌干津亏，加生地、麦冬；大便干，加肉苁蓉、玄参；目眩者，加小胡麻、决明子；肢麻，加地龙、钩藤；头痛甚，加白芷、蔓荆子，待其肝火平息之后，再根据其证候变化，酌情调治，以固其本。

二十五、汪履秋

南京中医药大学附属医院汪履秋教授对于血压较高或病情比较顽固，一般降压药物难以取效者，以平肝息风、苦寒泻火、化痰祛瘀、降气利尿等法综合投施。其中祛瘀、利尿是结合辨病用药，降气是取"气有余，便是火""宜降气不宜降火"之意，气降则火自宁，常用药如夏枯草、钩藤、豨莶草、小蓟、黄芩、黄连、大黄、桃仁、红花、胆南星、旋覆花、代赭石、牡蛎、车前子、羚羊粉、槐花等，二三剂药后血压每多下降，不过此方只是血压较高标实之象较著时的权宜之法，不可久服，以免过剂伤正。

二十六、周次清

山东中医药大学周次清教授认为老年人的身上往往有多种病证，因此治疗老年高血压，如果单从肝阴肝阳着手，不从整体虚衰的情况来考虑，常常是治疗失败的主要原因。周次清教授认为治疗老年高血压的有效方法，是补益气血、燮理阴阳的整体疗法。有时即便出现实证，也是因虚而致实的本虚标实证，在治疗上也必须采用以补为通或通补兼施的治疗方法。周次清教授常用的治疗老年高血压的有效方法主要如下两个。①益气养血，升降阴阳：用自制八物降压汤。黄芪 15～30 g，党参 12～15 g，黄精 9～12 g，葛根 15～30 g，五味子 3～6 g，当归 9～12 g，何首乌 15～30 g，玄参 12～15 g。本方适用于头晕，乏力，目涩，耳鸣，四肢麻木，大便干，小便频，或口干少津，脉象浮弦或稍数。这类患者或兼有糖尿病，血压多数收缩压偏高，脉压增大，一日内血压波动较大，夏季血压高于冬季。②平补阴阳，化生肾气。用济生肾气丸作汤剂：熟地黄 9～15 g，山萸肉 6～9 g，山药 9～15 g，泽泻 9～15 g，丹皮 6～12 g，肉桂 3～6 g，炮附子 6～9 g，车前子 9～15 g，牛膝 9～12 g。本方适用于年龄较大，高血压时间较长者。患者多表现为头晕，耳鸣耳聋，心悸健忘，身倦神疲，少寐或嗜睡，下肢浮肿，大便难，小便频或不利，既不耐寒又不耐热，而且在用药时稍偏于阴，则出现腹痛腹泻、食欲不振；稍偏于阳，则出现口干咽燥、大便秘结等。这类患者可兼糖尿病、高血压性心脏病，多数人收缩压与舒张压均高，或收缩压明显增高而舒张压较低。亦有的患者血压很高，但无自觉症状，用西药降压后反而出现眩晕、乏力、周身不适的感觉，这些现象都是使用济生肾气丸很好的指征。

二十七、王仲英

甘肃名中医王仲英老先生临证经验丰富，认为病邪入脑是高血压的基本病机，其创立"清脑息风法"以调整大脑神经功能，对高血压引起的脑系病变尤为有效。清脑息风法之药物组成：紫石英、磁石、桑叶、菊花、石菖蒲、白蒺藜等。此方以清肺热，息肝风为宗旨。方中紫石英、磁石息风潜阳，桑叶、菊花清热散邪，白蒺藜息风通络，石菖蒲化痰浊、清脑开窍。据临床具体症状加减应用，如肝肾阴虚加生地、玄参、桑椹子，肝阳亢甚加钩藤、珍珠母，四肢麻木加桑枝、僵蚕，心悸失眠加柏子仁、远志，纳差加佩兰、鸡内金，痰浊甚加竹茹、半夏。

二十八、李仲守

广东名老中医李仲守强调高血压的病机除与肝肾有关外，与脾更为密切。李仲守认为过食膏粱厚味足以酿成内热，热盛则伤阴，肾为阴液之源泉，肾阴不足必然导致肝阴的不足。因此他将高血压的病机概括为"变动在肝，根说在肾，关键在脾"。治疗高血压，常常在平肝息风、育阴潜阳的基础上，适当加些消导药，如川厚朴、枳实、枳壳、山楂子、神曲、谷芽、鸡内金之类，以调理脾胃，并嘱其少食或不食辛辣烤炸食品，以免脾胃发生积滞燥热，促使血压上升。李仲守还强调除药物治疗外，饮食的配合实属必要，肉类以兔肉、鱼肉、瘦猪肉、鸭肉较为适宜。燥热动肝之品如公鸡、虾、蟹、鱿鱼、墨鱼等不宜吃。蔬菜可多吃，苦瓜和芹菜都有降血压作用，苦瓜适宜于胃热的高血压患者，芹菜适宜于胃寒的高血压患者。豆类中以花生米较佳。水果可常吃，因水果有清热、养阴、助消化、通大便的作用，其中以甜橙为首选，苹果、梨次之，西瓜虽有降压作用，但体虚之人不宜多吃。茶叶也有降血压作用，其中以沱茶较好，因沱茶有清热利尿、消导降压作用；其次为岩茶如乌龙、水仙、铁观音之类，绿茶苦寒削伐，不宜长期饮用。

二十九、孟景春

南京中医药大学孟景春教授重用黄芪降压，认为其适合于气虚症状和体征，如体型肥胖、面色少华、语言短气，或有多汗、易汗，或有易于腹胀便溏，或下肢浮肿等。其脉见细软，重按近无，舌质淡肿，齿印明显，重用黄芪的量，常为 30～50 g，重者 80 g。同时，其强调活血降压，必伍降脂，尤其对于头晕较为突出，血压安静时升高、活动后降低的患者，观舌质有紫气，舌底静脉怒张，脉象细涩。除活血药物之外，方中多配以生山楂、泽泻、半夏、陈皮、决明子等。

三十、印会河

印会河老中医临床治病善"抓主症"，并据其自制多首经验方。其治疗高血压病凡见有头热足冷、头重脚轻、面赤心烦者，多用天麻钩藤饮加减，效果良好。其组成：天麻 9 g，钩藤 15 g，珍珠母（先煎）30 g，菊花、龙胆草各 9 g，赤芍 15 g，川续断 9 g，夏枯草、青葙子各 15 g，苦丁茶 9 g。用法：水煎服，每日 1 剂，日服 3 次。

三十一、焦树德

焦树德教授在继承前贤经验的基础上，灵活运用中医理论，对高血压的治疗颇有心法。他强调中药治疗高血压不可操之过急，去病如抽丝，要灵活连续观察，更要注意守法守方。有些主要药物，药量宜稍加重，例如钩藤，不但药量较大，而且注意煎药时要后下，久煎则效果不好；生赭石、生石决明、生牡蛎、磁石等药需重用，并要先煎，待其煎 10 ~ 15 分钟后，再下他药。如遇到服药有效，血压可降至正常，但停药一段时间，血压又回升的情况，要继续给予辨证施治，深入观察，循证求因，遵循治病必求其本的精神进行治疗，其稳定的时间则会一次比一次延长，并且在全身情况好转的基础上血压也渐渐稳定，不要一见血压有波动，即认为无效而放弃治疗。

三十二、王士福

津门名医、《黄帝内经》大家王士福先生指出，临床上医家治疗高血压多以滋阴、潜降、镇肝、息风等类方，其中见效者有，但或不效，反见血压上升者亦有之。他强调世人皆知肾阴不足、肝阳上亢可导致高血压眩晕之症，岂不知阳气被抑而不升，浊阴不降，亦可导致高血压眩晕之候，若以血压计为依据是同为高血压症，若按中医传统辨证，二症异同水火。此病机在《素问·四气调神大论》有论述"天明则日月不明，邪害空窍，阳气者闭塞，地气者（阴气）冒明"，此即喻该证为阳气闭塞而不升，阴气冒明而不降之病机。此时当治以辛温，力升清阳。

（肖　烨　姚魁武）

下 篇

临界性高血压的
中西医结合研究

第八章　临界性高血压的临床研究

一、生活方式干预的临床研究

（一）饮食干预

早期非药物干预的经典试验为饮食干预研究，即终止高血压饮食疗法（dietary approaches to stop hypertension，DASH）。该研究的结果发现，采用高纤维、低脂、富含钙和镁的健康膳食可以显著降低血压水平，而进一步减少盐的摄入则有助于进一步降低血压。

DASH 饮食方案具体来讲，需要在日常饮食中摄入肉、蛋、奶等富含蛋白的食物，尽量选择新鲜肉类，以鱼虾等白肉为主，不食用猪肉、羊肉等红肉；每人每天应摄入不少于 500 g 的新鲜蔬菜，优先选择叶类菜。在 DASH 饮食方案中还不可缺少坚果，因为其富含膳食纤维、不饱和脂肪酸和蛋白质等营养成分。一般来讲，每日摄入 10 g 坚果，可降低心脏病、糖尿病和神经退行性疾病患者的死亡风险，食用时应尽量选择原味坚果，确保食物在保质期内。选择脂肪时，应避免摄入反式脂肪酸，烹饪时优先选择菜籽油和橄榄油等植物油。控制添加糖和钠盐在日常饮食中的摄入，若患者口味较重，可逐渐减少烹饪食物时食盐的摄入量，每周选择 1～2 次无盐饮食，或是用辣椒、醋等调味品替代，可在饮食中增加黄花菜、紫菜、香菇、大枣和香蕉等富含钾元素的食物。主食选择中，可用部分全谷物替代精制谷物，每日摄入，如全麦粉、燕麦、玉米、荞麦、藜麦等。

DASH 饮食方案可否帮助临界性高血压患者降低血压水平，关键在于患者的依从性。目前临界性高血压患者普遍存在较差的饮食依从性，所以设计 DASH 饮食方案时，除应选择当地易获取的健康食材外，还应当考虑食材的储存特点、本地区饮食习惯等，并进行健康教育，提供符合该方案的示范餐饮，以提高患者的依从性。

（二）运动干预

1. 抗阻运动

动态抗阻运动是临界性高血压人群的首选运动类型。对于合并心血管危险因素的临界性高血压人群，联合进行有氧运动和动态抗阻运动可能比仅进行动态抗阻运动更为有效。动态抗阻运动包括举重、哑铃、器械、弹力带、俯卧撑等，每周 2~3 天，每天 2~3 组，每组重复 8~12 次，组间休息 2~3 分钟，运动强度达到最大摄氧量的 50%~80%。2012 年美国的一项研究检测了进行阻力运动训练后临界性高血压和从未接受治疗的高血压患者的中心血压，应用弹性动脉学说和波浪理论综合评估了阻力运动训练对血流动力学的调节作用，结果表明阻力运动训练可通过降低向前压力波和储备压力降低老年临界性高血压和高血压患者的中心血压，而不影响压力反射波。

研究表明，等长抗阻运动为临床治疗临界性高血压提供了一种新的运动训练方案，而且等长抗阻运动降压效果似乎优于有氧运动。等长抗阻运动方案一般由 4 组持续 2 分钟的握力或腿部练习组成，强度为最大随意收缩的 30%~50%，每组之间的间歇时间为 1~4 分钟，每周 3~5 次，持续 4~10 周。等长抗阻运动受空间、时间因素影响较小，简单方便，可以作为行动不便患者的运动方式。

2. 有氧运动

有研究表明，有氧运动可平均降低收缩压 3.84 mmHg，舒张压 2.58 mmHg。因此，建议临界性高血压人群，除日常生活的活动外，每周 4~7 天，每天累计 30~60 分钟的中等强度运动（如步行、慢跑、快步走、骑自行车、游泳等）。运动形式可采取有氧、阻抗和伸展等，以有氧运动为主，无氧运动作为补充。运动强度需因人而异，常用运动时最大心率来评估运动强度，中等强度运动为能达到最大心率 [最大心率（次/分）= 220 − 年龄] 的 60%~70% 的运动。

然而，有研究指出目前对临界性高血压的干预措施多局限在表面，在临床实践上只能给予千篇一律的低盐低脂饮食和运动 30 分钟/次、每周运动 5 次的运动处方，不能实现干预的个体化，达到最佳的治疗效果。

（三）心理干预

临界性高血压是一种典型性心身疾病，患者个人主观因素、躯体功能、应激性生活事件、压力因素等均影响着高血压的发生及转归。在高血压病情的发展过程中，恐惧、不安、焦虑等负性情绪同高血压的发生有着千丝万缕的关系，此类情况易导致高血压恶性循环。近年来，因生物—社会—心理医学模式逐年发展并趋于成熟，医学领域对心理因素在临界性高血压发病过程中的影响越受重视。有关研究显示，对112例临界性高血压患者进行分组心理情绪干预研究，对其中56例患者实施常规降压治疗，另外56例患者实施放松式心理情绪干预，干预后发现实施心理情绪干预的患者的焦虑评分显著低于常规降压患者，且血压水平改善情况更为理想，基本上已达到了预期治疗效果。潘海彦等选取临界性高血压患者中经过焦虑自评量表检测存在情绪障碍的其中100例为研究对象，对临界性高血压患者在进行降压治疗的同时实施心理情绪干预，包括认知疗法、冥想疗法、心理疏导、运动疗法等，很好地给予了患者心理鼓励、安慰，改善患者不良的心理环境，能有效改善患者焦虑、不安等不良情绪，降低其血压水平，促进患者血压达标，效果优于单纯常规治疗的对照组。

二、西药干预的临床研究

美国预防、检测、评估与治疗高血压全国联合委员会第七次报告、欧洲指南和我国的新指南都认为对这一群体应进行早期的生活方式干预，然而是否应启动药物治疗，一直存在广泛争议，主要集中在医学经济学和药物安全性等方面。临界性高血压是否需要药物治疗，不能单从血压值去考虑，还必须考虑其是否伴有其他心血管危险因素及亚临床/临床靶器官损害，如仅凭血压水平进行降压治疗，则不一定能获益，因此生活方式的干预及其他危险因素（如高血糖、血脂异常等）的干预仍是主要手段，而以降压药物为主要治疗手段的实施尚待时日，其中不仅有适应证的问题，药物剂量、疗效、安全性问题，患者的心理压力问题，还有我国的医保政策、药物经济等问题。

2006年《新英格兰医学杂志》发表的一项预防高血压试验（TROPHY）是临界性高血压的第一个里程碑式的临床研究，该研究历时4年，纳入809名患者，评估了坎地沙坦干预能否阻止临界性高血压进展成为高血压，结果显示在4年时间里，安慰剂组患者有2/3发生了高血压1级；在治疗组里，高血压1级的发生延迟到停药后2年，整个试验期间明显延长了无高血压时期。类似的，2008年德国高血压联盟进行的一项前瞻性、随机、对照预防高血压试验（PHARAO），纳入了 1008 名受试者，该研究显示，雷米普利可以预防或延缓临界性高血压进展为高血压，尽管两组之间心血管事件的差异没有达到统计学上的显著性。此外，2016 年北京进行的一项样本量为 1015 人的随机对照试验，该研究对对照组给予生活方式干预，试验组采用小剂量替米沙坦联合生活方式干预，管理周期为 6 年，结果显示试验组的血压下降明显，转化为高血压的数量少于对照组，该研究认为小剂量的药物治疗方法是非常必要的。

2022 年《中国人群正常高值范围血压无心脑血管疾病、糖尿病、肾病者降压治疗和安慰剂对照临床试验》（CHINOM）结果发布。CHINOM 研究是迄今为止规模最大的临界性高血压临床研究。该研究采用了部分开放、随机对照、多中心的试验设计，根据性别及年龄（<65 岁或 ≥65 岁）将 10624 例受试者分层，随机分配到 4 个治疗组。第一组：替米沙坦 40 mg，1 日/次（开放）；第二组：吲达帕胺缓释片 1.5 mg，隔日 1 次（开放）；第三组或第四组：安慰剂对照或降压 0 号（双盲）。CHINOM 研究的终点事件分为一级终点事件和次级终点事件。一级终点为心血管病复合终点，包括致死或非致死性卒中、心肌梗死、心血管病导致的死亡。次级终点事件包括新发高血压（收缩压 ≥140 mmHg/舒张压 ≥90 mmHg）、新发糖尿病、短暂性脑缺血发作、心绞痛、心力衰竭住院、周围血管疾病、肿瘤、肾功能损伤、全因死亡等。该研究实际参与试验的共 9867 例，4 个组平均基线血压水平没有差异。

CHINOM 研究随访人数为 60 522，平均随访 6 年。结果显示发生一级终点的事件数 305 例，发生次级终点的事件数 342 例。该研究的结论是，对于血压在临界范围，没有发生过心脑血管疾病、糖尿病、肾病、肿瘤等严重疾病的个体中，不推荐服用降压药。

三、中医干预的临床研究

治未病思想是中医学核心理念之一，包括未病先防、既病防变、愈后防复三方面。《黄帝内经》首次提出"治未病"思想，"圣人不治已病治未病，不治已乱治未乱"。中医药治疗临界性高血压属于未病先防阶段，是中医"治未病"理念的具体呈现，具有鲜明的中医药临床诊疗特色，对于临界性高血压患者，在加强健康教育及生活方式干预的同时，充分发挥中医药辨证论治的个体化治疗优势，能起到积极的降压效果。中医特色疗法多样，除了常规的中药汤剂、中成药制剂、代茶饮等，还有多种外治疗法，如穴位按摩、穴位贴敷、耳穴压丸、针刺、艾灸、降压药枕、刮痧、砭石等。目前针对不同疗法，很多团队开展了临床研究，以评估其降压疗效及安全性。

（一）中药及中成药

大量的临床试验和基础研究均证实，中医药在治疗临界性高血压方面具有显著的降压效果。杜修文等对临界性高血压患者进行了辨证治疗，根据不同证型采用了具有不同功效的中药，治疗时间为 1 年，有效率达到了 90%。张裕等采用清肝化痰方治疗临界性高血压，在治疗前后通过诊室血压、中医证候量表及动脉粥样硬化性心血管疾病发病风险预测模型进行评价，结果显示清肝化痰方相对于单纯生活方式干预，降压效果更为显著，同时能够安全有效地改善临床症状并降低罹患动脉粥样硬化性心血管疾病的风险。范粉灵以强力定眩片治疗临界性高血压肝阳上亢证 116 例，发现强力定眩片能够有效降低患者的高血压转化率，改善循环，抑制炎症反应，提高血管弹性，降低血压，改善头晕头胀、心烦易怒、腰膝酸软等症状，提高生活质量，可作为预防治疗用药。中药在治疗临界性高血压方面，多从肝脾肾论治，辨证加减；中成药具有依从性较高的特点，由于剂型限制，对证型的要求更高。

（二）针灸

针灸具有调和气血的作用，针刺降压的机制研究也证明了其降压的有效性。李会娟等在健康干预的基础上结合石学敏团队创立的"活血散风、调和肝脾"针法，组合取穴，对临界性高血压患者治疗 8 周，结果显示针灸可以缓解临界性高血压进展为高血压的进程，同时患者颈动脉内膜中层厚度及左心室质量指数显著改善。陆周翔等在非药物治疗的基础上予气海穴热敏灸，证明了热敏灸治疗能降低阴虚质、阳虚质两种体质人群临界性高血压及高血压发病率，并可有效纠正偏颇体质。此外，Wang 等以经皮穴位电刺激联合生活方式干预治疗 60 例临界性高血压患者，干预 12 周后，试验组收缩压下降疗效优与对照组，但体重指数和腰围在基线和随访之间没有显著差异。程熙腾等采用和解少阳针法与半夏白术天麻汤加味对痰湿质临界性高血压患者进行临床干预，结果显示两者均能对痰湿质患者进行临床改善，各自具有治疗优势。在调控血压和改善患者头面部充血方面，针刺组明显优于中药组；而在改善痰湿体质和提高患者生活质量方面，中药组胜过针刺组；在降低体重方面，针刺组与中药组的疗效相当；而在以上 5 个方面的综合疗效上，针药结合组明显优于针刺组和中药组。目前的研究表明，针灸治疗临界性高血压可能通过多种途径实现平稳降压的效果。这些途径包括抑制交感神经活动、调节机体免疫反应及激素水平等。通过精准的穴位刺激、激发脉气的流动，以及持续的靶向治疗，针灸不仅在有效降低血压方面发挥作用，同时还有助于降低脂质水平，改善肥胖体质。

（三）足浴及代茶饮

足浴、代茶饮等疗法，具有简、便、廉的优点，适合长期使用。黄瑶等使用朱良春足浴方（桑叶、桑枝、茺蔚子）对临界性高血压人群干预治疗 4 周，显示对舒张压升高的中青年患者尤为适用。商秀洋等在生活调摄的基础上予中药降压茶治疗临界性高血压证属肝经郁热者 3 个月后，治疗组达到理想血压的比例明显升高。李逊等自拟清肝降压饮治疗临界性高血压患者，结果显示降压总有效率为 95.89%，不仅改善了症状，还调节了脂质代谢。董辉等采用中药养生茶联合治疗高血压之痰湿体质患者，发现代茶饮可调节患者体质，改善生活质量，具有较好的临床疗效，无明显不良反应。

（四）耳穴压丸

古代医家运用耳穴治疗疾病的历史悠久。《灵枢·五邪》云："邪在肝，则两胁中痛……取耳间青脉，以去其掣。"传统中医学认为，耳与人体五脏六腑、四肢百骸都有着内在不可分割的联系，同时耳是全身经络汇聚之处，脏腑、经络的生理病理变化都可以间接地从耳部穴位反映出来。因此刺激耳部穴位可以起到疏经活络、调节气血、恢复人体阴阳平衡的作用。在临床实践中，孙美漩等研究表明，采用耳穴压丸治疗大学生临界性高血压干预组，总有效率为 66.67%，自觉中医症状改善的有效率达 75%；而对照组的总有效率为 18.37%，自觉中医症状改善的有效率仅为 20.41%。另一项由顾君等进行的研究观察了耳穴压丸结合八段锦对临界性高血压患者的临床疗效，研究结果显示，耳穴压丸结合八段锦练习可以显著提高血压监测依从性，降低临界性高血压患者的收缩压及体重指数，同时改善血脂代谢。这表明耳穴压丸结合锻炼的综合疗法在临床上对临界性高血压的治疗有积极的影响。

（五）穴位贴敷

穴位贴敷是一种根据中医脏腑-经络相关理论的传统中医疗法。该方法通过贴敷特定的穴位，刺激经络和脏腑的关系，调整人体的阴阳平衡，改善经络气血的运行，以达到治疗和调整五脏六腑的生理功能和病理状态的目的。穴位贴敷的取穴遵循针灸取穴原则，多选用涌泉穴、神阙穴、内关穴、三阴交穴、足三里穴、曲池穴等穴位。其中涌泉穴和神阙穴应用居多。临床中可见单穴单用或双侧穴取其中一侧单独使用，也可见在单穴的基础上根据患者的证型辨证配穴。药物的选择则以药性理论为基础，包括药物的四气五味、升降浮沉、性味归经等，并结合患者的辨证结果选取相应的药物。常用的药物有吴茱萸、天麻、牛膝、磁石、半夏、白术、川芎、黄芪等，其中最常用当属吴茱萸。《本草纲目》记载吴茱萸性热，具有开郁化滞、治疗阴毒腹痛的功效，并具有引火下行、平冲降逆的作用。在临床应用中，常将吴茱萸研磨成细末，以醋调剂。醋可以与吴茱萸生物碱结合，增强吴茱萸有效成分的溶出，同时以其酸性制约吴茱萸的辛散和燥热之性，从而增强药物的临床疗效。焦大圣等采用自身前后对照的实验方法，对 60 例首次发现的临界性高血压及原发性高血压 1 级及 2 级低中危的患者进行中医辨证，依据辨证结果选择相应的药物和穴位进行穴位贴敷，同时结合十二时辰气血流注理论和中医辨证结果选择相应的穴位给予穴位按摩治疗，研究结果显示，该治疗方法在改善患者高血压的不适症状、有效降低血压方面取得了较好的临床疗效。然而，在抑制血压晨峰现象、控制夜间血压下降率及对血压节律变化方面的作用效果并不明显，这可能需要更多的研究和验证。

（六）其他疗法

砭石、刮痧、芳香疗法等在治疗临界性高血压上也具有较好的疗效。纪靖康以砭石疗法辅助生活方式干预治疗临界性高血压，能有效降低临界性高血压人群的血压，并在改善睡眠质量、调节血脂和尿酸水平方面取得积极效果。梁月研究发现，全息经络刮痧可降低肝火亢盛型临界性高血压人群的血压，同时促进中医证候的转归。沈桂琴等将芳香疗法联合刮痧应用于临界性高血压痰湿质人群，与对照组比较，观察组干预后收缩压、舒张压、甘油三酯、胆固醇有所降低。

四、健康管理的临床研究

健康管理是基于现代健康观念、新的医学模式及治未病理念，借助现代医学和管理学的理论、技术、方法和手段，针对个体或整体的健康状况及影响健康的危险因素，进行全面的检测、评估、有效干预及持续跟踪服务的综合性健康保健方法。这一方法涵盖了健康检测、健康评估、健康干预及健康跟踪等多个方面，旨在通过提供个体化的医疗关怀，提升整体健康水平，预防疾病的发生。它的核心理念在于强调预防和早期干预，通过综合性的健康管理计划，使个体能够在日常生活中维持健康，减少潜在的健康风险，提高生活质量。

目前，临界性高血压人群的健康管理服务模式主要分为社区群体型、家庭型和个体型 3 种。

社区群体型健康管理服务模式以建立支持小组为特点，通过群体性健康教育、生活方式指导和集体活动等方式，最大限度地激发各管理小组成员之间的互相监督、鼓励、教育和榜样效应，从而提升临界性高血压人群的自我管理能力。在一项针对江苏省的临界性高血压人群社区干预研究中，通过 4 年的健康管理和随访干预实践，发现干预组人群的高血压转归率显著低于对照组。此外，干预后的运动量、腰围和体重指数等身体指标也在干预组中表现出更好的效果，随着干预时间的延长，干预效果更加显著。

家庭型健康管理服务模式主要由社区保健志愿者或家庭医师主导，以家庭为单位，为临界性高血压人群及家庭成员提供生活方式的咨询、教育和指导。这种管理模式在家庭单位内展开，可有效控制患者的血压水平。患者只需关注饮食和运动，便能将血压保持在正常范围内，从而有效减轻了患者及家人的经济负担。研究表明，在这种模式下临界性高血压患者的血压水平和生活方式均得到有效改善。

个体化健康管理服务模式借助互联网技术的支持，成功地突破了空间限制，为个人提供了更为便捷和高效的管理服务。这一模式具备根据每个个体的特点和需求进行量身定制的能力，以创造个性化的健康干预方案为特点，同时强调了个体的积极参与，从而积极激发了个体的主动性和自我管理的积极意愿。以互联网＋中医健康管理为案例，彭霞等在临界性高血压患者中应用了这一模式进行干预，结果显示，在血压控制效果和行为遵从性方面，试验组均明显优于对照组。这一模式的运作构建了一个良性循环，包括健康管理、定期检测、健康干预和血压维持理想状态等环节，以个体化的中医调养方案为基石，鼓励并引导个体进行自我干预，为患者提供全方位的个性化服务。

　　总体而言，临界性高血压健康管理作为国家基本公共卫生服务的关键项目，显现出了重要的战略地位和科学意义。通过在社区、家庭和个人层面展开综合性健康干预，可以有效地提升危险人群的自我管理能力，预防和干预疾病的发生，为个体的健康保驾护航。在未来的发展中，需要进一步研究和完善激励机制，以提高基层医疗卫生机构人员的积极性，这也是项目持续推进的重要方向。通过这些努力，临界性高血压健康管理有望在心血管病预防和控制中发挥更大的作用。

（徐思雨　熊兴江）

第九章　临界性高血压的基础研究

　　临界性高血压作为全球心血管病主要风险因素之一，影响着数以亿计的人。它的复杂性和危害性促使学者们深入研究其基础机制。本章节将回顾临界性高血压基础研究进展，聚焦于临界性高血压的前沿研究，从神经、内分泌、免疫、肠道菌群等多个方面，以及最新的生物标志物和中医药领域，为未来临界性高血压的治疗方法和预防策略提供支持。

一、内皮细胞与血管舒缩因子——临界性高血压的核心因子

　　内皮细胞被视为血管系统的"守门人"，其产生多种血管活性物质，被统称为内皮源性收缩因子和内皮源性舒张因子。在这些因子中，NO 是一种关键的内皮源性舒张因子，内皮素 -1 则是有效的内皮源性收缩因子。这两者之间的平衡维持了正常内皮功能的稳定。

　　在内皮细胞内，当受到生化刺激（如凝血酶、5 - 羟色胺、乙酰胆碱等）或机械刺激（如剪切应力和循环应变）时，细胞内储存的 Ca^{2+} 会瞬间释放，然后与钙调蛋白结合，形成 Ca^{2+} - 钙调蛋白复合物，从而激活内皮型一氧化氮合酶（eNOS）。eNOS 能够将 L 精氨酸的末端胍基氮原子氧化，生成 NO。NO 具有脂溶性，因此能够快速穿过细胞膜，扩散至平滑肌细胞，导致平滑肌松弛，血管扩张，最终实现降低血压、抑制血小板凝聚和黏附的效果。

　　在基础研究中，很多关注点集中在 NO 的生物活性上。例如，有研究发现，在临界性高血压采用肾素抑制剂阿利吉仑进行治疗时，可以降低不对称二甲基精氨酸（一种内源性 NOS 抑制剂，可降低 NO 的合成），同时提高 L - 精氨酸与不对称二甲基精氨酸的比值，增加肾脏中神经元型一氧化氮合酶 - α 的表达水平，恢复下降的神经元型一氧化氮合酶 - β 水平。这一系列的调控有助于提升 NO 的生物利用度，预防临界性自发性高血压大鼠进入高血压状态。此外长期心脏内 NO 缺乏可能引发心脏结构的改变，如纤维化和左心室肥大的进展。

二、H₂S——临界性高血压潜在靶点

H₂S 是继 NO 和 CO 之后的第三种气体递质。在血管系统中，H₂S 具有调节血管张力、抑制增殖，以及对血管平滑肌细胞的凋亡和自噬发挥双向调节作用。H₂S 能够通过开启三磷酸腺苷敏感钾通道，促进血管平滑肌的松弛，从而引发体外血管的舒张。此外，H₂S 还对 NO 系统产生多种影响，包括抑制 eNOS 的活性、与 NO 发生相互作用、增加缺血时 NO 的生物利用度、刺激 NOS 的表达等。

临界性高血压与 H₂S 减少密切相关，由于内源性 H₂S 合成减少以及 H₂S 依赖性的血管舒张减少，临界性高血压可能出现微血管功能障碍。在 SHRs 的发育和进展中，观察到主动脉内源性 H₂S 含量的降低。研究显示，通过对 4 周龄的 SHRs 进行早期短期的氢硫化钠治疗，可增加其肾脏内 H₂S 浓度，降低 *Ren*、*Atp6ap2*、*Agt*、*Ace* 和 *Agtr1a* 等相关基因的表达水平，促进 NO 的生物利用度，同时抑制肾脏中的 RAS，有助于促进血管的舒张，从而防止 SHRs 从临界性高血压过渡至高血压阶段。

三、肠道菌群——临界性高血压新视角

在正常的生理状况下，肠道菌群具有多种益处，如合成重要的代谢产物和维生素、代谢难以消化的碳水化合物、抵抗病原体侵袭，以及维护健康的免疫系统等，对宿主有着积极的影响。然而，当肠道微生物群的平衡发生病理性改变（被称为生态失调）时，不仅可能对肠道本身产生负面影响，还可能影响远离肠道的器官。

肠道菌群通过纤维素发酵产生的短链脂肪酸，如乙酸和丙酸，被认为能够降低血压水平。粪菌移植或特定肠道微生物的补充已被证实为一种有效的医疗干预方法，可有效地改变动物和人体的血压水平。维持肠道微生物群的稳定状态有助于血压的稳定，这为进一步探索肠道微生物与血压调节之间的关联提供了重要支持。

有研究证据表明，在 SHRs 和长期注射 AngⅡ的大鼠中，肠道微生物群的丰富度、多样性和均匀度显著降低，厚壁菌/拟杆菌的比例增加，揭示了高血压动物肠道微生物群的不平衡。此外，研究发现在高血压前期大鼠中，与正常对照大鼠（Wistar-Kyoto 大鼠，即 WKY 大鼠）相比，厚壁菌门和去铁菌门明显减少，而拟杆菌门、疣菌门和变形菌门显著增加。这些微生物群

落结构的差异可能成为导致血压持续升高的一个潜在原因。这种肠道微生物群落的改变可能会通过多种机制影响宿主的生理过程，包括影响血压调节的机制，从而对高血压的发展产生影响。这一发现强调了肠道微生物与心血管健康之间的潜在关联，为深入研究微生物——宿主相互作用提供了新的视角。

四、中医药——临界性高血压新方案

中医药在治疗临界性高血压方面展现出一定的潜力。中药主要通过调整整体平衡，促进自我康复来达到治疗的目的。在这方面，经典的中药方剂如天麻钩藤饮显示出良好的效果。研究发现，天麻钩藤饮在干预 4 周龄的SHRs 方面表现出显著的治疗效果。天麻钩藤饮能够减轻临界性高血压所引起的内皮损伤，降低炎症因子即肿瘤坏死因子 $-\alpha$ 和血管内皮生长因子的表达。同时，它还能降低 RAAS 系统中的 AT1 和 Ang II 的表达，这在临界性高血压的发展过程中具有重要意义。此外，天麻钩藤饮的干预还能影响一些关键的 miRNA 分子调控。研究结果显示，在干预后，miRNA1122-5p 的表达水平降低，而 miRNA155-5p 的表达呈现下降趋势。这些 miRNA 的调节作用可能有助于减缓临界性高血压的进程。

血管内皮功能障碍往往在高血压前期和中早期出现，虽然临床症状可能不明显，但基于中医"治未病"理论，这个阶段的中医治疗对于干预临床高血压具有重要意义。研究表明，补阳还五汤在这方面具有显著作用。该汤剂能够显著下调 NF-κB 蛋白和 ICAM-1、VCAM-1、MCP-1 的 mRNA 表达，同时上调 IκB 的蛋白表达。这种干预降低了人体内皮细胞的炎症反应，从而对血管起到了保护作用。

高血压是一种复杂的疾病，涉及多个生物学过程和代谢途径的紊乱。临界性高血压与高血压的代谢物存在一定差异。李运伦课题组通过代谢组学发现，临界性高血压患者存在胆汁酸代谢和芳香族氨基酸代谢异常，临界性高血压组 TGR5 水平表达低于正常组，但高于高血压组，这提示胆汁酸代谢参与了临界性高血压的病理过程。此外胆汁酸及其受体具有抗炎作用，因此，他们推测胆汁酸参与了高血压前期的血管炎症。

针灸作为临界性高血压研究中备受关注的领域，吸引了不少学者的兴趣。一项研究通过对 4 周龄的 SHRs 进行电针人迎穴和太冲穴的干预（2/15 Hz，1 mA，15 分钟，1 次/日），发现电针可以延缓 SHRs 血压升高的趋势。这一效应的机制可能涉及对血管 ROγt 和 Foxp3 的表达进行调节，从免疫炎症的角度为针灸在延缓血压升高方面提供了实验依据。另一项研究由王建波等进行，他们通过对高血压前期 Dahl 盐敏感大鼠模型进行电针曲池穴和足三里穴的干预，发现电针可能具有肾脏保护作用。这种作用可能与电针能够上调大鼠肾脏中的 CaM-eNOS-NO 信号通路有关，这为深入探究电针在临界性高血压中的作用机制提供了线索。

针灸可以通过调节炎症反应的方式降低临界性高血压机体的免疫水平。苗嘉芮等通过针刺足三里穴和曲池穴，发现针刺能够有效地改善高血压前期大鼠的免疫功能紊乱情况，这体现在其降低了 TLR4、TRAF-6 和 AP-1 的 mRNA 基因表达水平，从而减少了炎症反应的程度。这一发现为应用针灸来调节炎症反应、改善免疫水平以应对高血压前期提供了有力的实验依据。

作为体内水液代谢的重要调节器官，肾脏能够通过调控细胞外液量来发挥对血压的关键调节作用。在这一过程中，水通道蛋白起着重要的分子基础作用，这些蛋白在水代谢紊乱疾病中具有关键地位，它们调节着机体吸收水分、浓缩尿液，从而平衡体内水液代谢。

2021 年由周鸿飞团队进行的一项实验发现，通过针刺"曲池"和"足三里"这两个穴位的联合应用，并结合贴敷"脾俞"穴位，可以显著降低高血压前期盐敏感大鼠的血压水平。此外，这种联合疗法还能够降低体内的 Ang Ⅱ 和醛固酮含量，同时减少水通道蛋白 1 和水通道蛋白 2 的表达水平。这些变化合力改善了机体的水液代谢紊乱情况，为临界性高血压的治疗提供了新的方向和策略。

五、NLRP3——临界性高血压新线索

高血压是一种慢性免疫炎症疾病，其特征在于炎症细胞的迁移、积累和活化，以及由活化的先天性免疫细胞和内皮细胞产生的促炎细胞因子和自由基。炎症反应中特别是 NLRP3 的活化在高血压发病过程中可能发挥重要作用。NLRP3 是一种免疫感应分子，属于 NOD 样受体家族，参与细胞对压力、感染和炎症等外界刺激的应答。在生命体遇到感染或炎症时，NLRP3 可被激活，形成 NLRP3 炎性体，进而引发细胞凋亡和促炎细胞因子的释放。研究表明，高血压患者的血清中 IL-1β 浓度升高，而较低 *NLRP3* 基因则能够降低血压、改善血管重塑、减少胰岛素抵抗，并且通过调节新陈代谢途径，有助于减缓动脉粥样硬化的进展及降低炎性细胞因子的释放。

在临界性高血压时期，NLRP3 在下丘脑室旁核等区域的表达被激活。NLRP3 的表达与血压升高相关，其活化伴随一系列炎症相关因子的高表达，如炎性细胞因子 PIC、黏附分子 VCAM-1、趋化因子 CCL2 和 CXCR3。研究发现，NLRP3 表达不仅在下丘脑室旁核中上调，还在外周组织、心脏和主动脉中高度表达。此外，临界性高血压时期，NLRP3 活化导致中枢的小胶质活化和 CD8$^+$ 小胶质细胞的增加。中枢神经系统中的 NLRP3 活化可能参与了高血压的发展和调控，通过在中枢（如下丘脑室旁核）中调节 NLRP3 的活化，可以减轻由于炎症微环境紊乱和神经递质失衡引起的临界性高血压。因此对 NLRP3 的深入研究为深入理解临界性高血压的发病机制提供了重要的线索，同时也为开发针对临界性高血压的治疗策略提供了有价值的信息。

六、压力刺激——临界性高血压的新风险

临界性高血压的形成在很大程度上是遗传因素和社会因素复杂地相互作用的结果。在长期暴露于压力刺激的情况下，可能引发神经内分泌、行为及心血管状态的变化。研究指出，大脑中的氧化应激可能通过增加交感神经的兴奋来促进高血压的发展。早期生活中经历的压力事件会增加成年后高血压的风险。

基础研究显示，长期的心理社会应激刺激会导致临界性高血压大鼠出现高血压、心脏肥大和明显的心脏病理变化。这种慢性应激还会导致临界性高血压大鼠主动脉内皮细胞发生亚细胞损伤，表现为线粒体受损、溶酶体增多等现象，这一现象提示了临界性高血压与主动脉内皮细胞亚细胞损伤之间的密切关联。

研究还发现，在应激后的 2 周内，临界性高血压大鼠的血压上升，伴随 NO 产量的减少，而血管中 NO 的生物利用度则出现延迟下降。这种现象可能与长期糖皮质激素过量有关。同样地，慢性束缚引起的应激也会导致软脑膜动脉扩张减少，与神经型一氧化氮合酶蛋白表达的显著降低有关。这些研究结果为深入了解慢性应激对临界性高血压形成的影响提供了重要线索。

七、氧化应激和血管衰老——临界性高血压的关键特征

衰老是器官结构和功能逐渐衰退的过程。随着年龄的增长，衰老过程会导致内皮细胞的累积，增加了血管功能不良和心血管病的患病风险。衰老内皮细胞会发生表型变化，这与血管损伤有关，如主动脉僵硬、炎症增强和血

管张力失调等问题。多种分子和途径，包括 Sirts、Klotho、RAAS、IGFBP、NRF2 和 mTOR 等，都参与了促进血管衰老的过程。血管衰老的一个主要表现是血管硬化，其中包括纤维化、血管周围炎症和血管钙化。高血压导致了血管平滑肌细胞的僵硬和黏附，这在年龄增长过程中进一步恶化。强有力的证据表明，临界性高血压最常见的特征是慢性低度炎症和细胞氧化应激的增加。

氧化应激是衰老的已知机制之一。活性氧的产生不仅涉及线粒体呼吸链，还包括游离脂肪酸、黄嘌呤氧化酶、脂肪氧化酶、还原性烟酰胺腺嘌呤二核苷酸磷酸氧化酶（reduced nicotinamide adenine dinucleotide phosphate oxidase，Nox）等途径。Nox 是心血管病中产生活性氧的关键酶之一。研究发现，Nox1、Nox2、Nox4 和 Nox5 同种型在动脉粥样硬化、高血压和糖尿病等疾病中发挥作用，导致内皮功能障碍、炎症和细胞凋亡。此外，已经证明 Nox2 抑制剂可以减少高血压小鼠中的血管活性氧产生，并恢复内皮功能。一些研究还表明，高血压患者的血浆中 C 反应蛋白水平和 IL-1β 较正常血压人群更高。临床和临床前研究还指出，在血压大幅上升之前，存在血管和全身性氧化应激，这可能加剧了临界性高血压转化为高血压。动物研究已证实，Ang Ⅱ 诱导的高血压可导致 O_2 和 H_2O_2 在血管、肾脏、心脏和神经中的产生增加，增加了盐敏感性高血压的氧化应激。

总的来说，炎症和氧化应激一直被认为是导致内皮功能障碍的因素。这些因素导致 NO 生成恶化，改变前列腺素代谢并激活新的氧化翻译后蛋白修饰，直接导致全身血管阻力增加，引发高血压。内皮功能障碍还进一步加剧了炎症和氧化应激，形成了恶性循环。健康的内皮细胞能够抗炎，例如通过 NO 依赖性抑制白细胞黏附。然而，在应对衰老和高血压时，内皮细胞会释放其他血管活性物质，如内皮素 – 1、Ang Ⅱ 和还氧合酶衍生的前列腺素及超氧化物阴离子，这些物质导致内皮依赖性血管舒张受损。

八、其他药物及靶点

细胞自噬是细胞中一种重要的细胞自我降解过程，它在维持细胞稳态和应对应激等方面发挥着重要作用。然而，在某些情况下，过度自噬可能导致细胞功能异常，甚至影响组织器官的正常功能。发生临界性高血压时，外周抵抗性血管内皮发生过度自噬，并由此引发氧化应激，导致微血管内皮功能障碍。这种现象可能与 Akt/mTOR 信号通路活性的低下有关。通过上调这一信号通路，可以有效地抑制过度自噬，从而减缓血压升高的进程。这个发现为临界性高血压的治疗提供了一个新的视角，即通过调节细胞自噬来影响血管内皮功能。虾青素作为一种天然的抗氧化剂，在调节生理过程中发挥着重要作用。有报道发现虾青素通过作用于下丘脑室旁核 ROS/MAPK/NF-κB 通路来改善高盐诱导的临界性高血压大鼠的血压。其机制与虾青素可能通过抗氧化作用，参与调节炎症反应和免疫应答，改善血管功能有关。这一报道为探索天然物质在临界性高血压治疗中的应用提供了有趣的线索。

九、总结与展望

近年来，临界性高血压患病率持续上升，特别是年轻人群中临界性高血压的比例显著增加，尤其在年龄 <65 岁的中青年人群中更为常见。文献计量学研究发现临界性高血压的文献发表数量自 2000 年后呈增长趋势，其中流行病学调查及危险因素的分析是当前领域的研究热点。然而，现代医学对于临界性高血压的机制研究仍然处于初级阶段，迫切需要深入探索其基础机制，寻找特色治疗药物和靶点。

综上所述，基于高血压研究的前提下，临界性高血压的相关机制研究正在逐步深入。已有大量实验证实，通过阻断 RAAS 系统、改善血管内皮功能、调控肠道菌群、减轻免疫炎症与氧化应激等方式可以改善临界性高血压。值得注意的是，中医药在处理临界性高血压方面具有明显的优势。中药复方、中成药、中药单体、针灸等方法具备多靶点、多途径、多环节、整体调节的特点，但这些研究证据级别较低，需要进一步验证和研究。在未来，深入了解临界性高血压的机制，探索更有效的治疗方法，将成为医学研究的重要课题。

（林建国）

第十章　临界性高血压常用动物模型

临界性高血压是介于正常血压与高血压之间的一种亚临床状态，近年来，临界性高血压人群占比不断增长，多见于年龄＜65岁的中青年。临界性高血压人群是属于亚健康状态的高血压潜在危险人群，较理想血压者更易合并多种代谢异常和出现心脑血管危险因素的聚集。临界性高血压作为防治高血压的重要阶段逐渐受到重视。为了研究临界性高血压的发病机制、发生发展规律、治疗措施等，研究人员建立了多种临界性高血压动物模型以供实验选择。而造模方法的可操作性、临界性高血压动物模型的稳定性及与人类疾病特点的相似程度，直接影响到实验结果的客观性及科学性。因此，选择理想的临界性高血压动物模型至关重要。现将近年来国内外文献中主要的实验用临界性高血压大鼠模型研究进展综述如下，实验中应仔细分析各种造模方法的特点、适用范围及其所致临界性高血压的机制，根据研究要求选择合适的临界性高血压大鼠模型。

一、幼龄自发性高血压大鼠模型

国内外临界性高血压模型大鼠多采用4~8周龄的SHR。SHR是在Wistar大鼠中通过选择性近亲交配培育而来的高血压大鼠模型，该模型大鼠高血压发病率高，与人类高血压的发病机制和并发症等十分类似，是目前国际上公认的最接近于人类原发性高血压的动物模型，在原发性高血压发病机制及降压药物筛选等方面的研究中应用广泛。SHR血压随周龄而升高，出生后5周，血压可达150 mmHg，成年后血压平均为170~180 mmHg。在研究过程中常采用4~8周龄的SHR作为临界性高血压的动物模型，而12周被认为是高血压早期阶段。

王洋对4周龄SHR进行电针人迎穴、太冲穴，干预2周，结果显示，电针组在治疗2周时收缩压明显低于模型组，RORγt mRNA及蛋白表达明显下降，Foxp3 mRNA及蛋白表达明显上调，说明电针人迎穴、太冲穴有延缓临界性高血压大鼠血压升高的作用，其机制可能与调节血管RORγt及Foxp3

的表达有关。于杰选取 8 周龄 SHR 作为临界性高血压的动物模型（基础血压为 169.1 ± 10.5 mmHg），给予清热降压颗粒连续治疗 8 周，其治疗组血压明显降低（血压降为 146.8 ± 9.3 mmHg），且血浆中 Ang II 含量明显低于模型组，推测抑制 RAAS 系统活性，降低血浆中 Ang II 水平，可能是中医药降压的机制之一。岳桂华等应用黄连解毒汤对 SHR 进行早期干预，发现对 6 周龄大鼠的干预效果优于 12 周龄大鼠［（116.56 ± 3.08）mmHg *vs.* (121.95 ± 5.1) mmHg］，并且血浆中超敏 C 反应蛋白含量低于 12 周龄［（1865.517 ± 363.095）ng/mL *vs.* （2102.831 ± 439.123）ng/mL］，说明黄连解毒汤降压的作用机制与降低血浆中超敏 C 反应蛋白有关，且早期干预更具有一定的优势。郑彩云使用黄龙四苓片早期干预 5 周龄 SHR，结果显示，黄龙四苓片组较 SHR 模型组明显抑制 SHR 血压的升高，且血浆中肾上腺素、去甲肾上腺素的含量明显降低，推测黄龙四苓片运用清肝法降压的机制可能是通过降低血浆中儿茶酚胺的含量，进而降低交感神经的兴奋性而实现的。王现珍等将 6 周龄的 SHR 作为临界性高血压动物模型，以半夏白术天麻汤干预，观察其血压变化及其炎症因子 IL-1、IL-6 等的表达。结果显示，与模型组相比，半夏白术天麻汤组血压明显降低，且炎症因子 IL-1、IL-6 等表达降低，推测半夏白术天麻汤运用化痰祛风的方法达到降压的效果可能是通过降低 IL-1、IL-6 等炎症因子的表达，改善机体的炎症反应而实现的。杨晓忱等自拟补肾降压方早期干预 SHR，发现其在有效降低血压的同时，可降低胰岛素水平，增加胰岛素的敏感性。

二、临界性高血压大鼠模型

临界性高血压大鼠（borderline hypertensive rat，BHR）起源于 SHR 与对照的 WKY 大鼠杂交的第一代。BHR 收缩压处于 140 ~ 160 mmHg 水平，并且不随年龄增加，而匹配的 WKY 大鼠在 110 ~ 120 mmHg。BHR 对盐敏感，高盐饲料喂养时将进入高血压范围，有研究报道，高盐饲料喂养 8 周后，BHR 的血压升高 10 ~ 25 mmHg。此外，BHR 还对应激性刺激敏感，有研究发现，喂养高盐饲料的 BHR 在遭到应激刺激（足底电刺激）后血压升高，因此在喂养期间应当避免高盐饮食及环境刺激。

Bojana Savić 等研究了 BHR 大鼠的下丘脑室旁核中抗利尿激素和抗利尿激素受体的表达水平，研究发现室旁核中 VP 和 V1bR 的过表达是 BHR 的一个特征，说明交感神经过度兴奋是压力诱发高血压的基础。Linda Grešová 等研究了过氧化物酶体增殖物激活受体 γ 激动剂吡格列酮对幼年和成年 BHR 高血压发展的影响，研究发现吡格列酮在治疗成年 BHR 时没有引起抗氧化和解毒反应的明显变化，对幼年和成年 BHR 的主要作用在于改善血压、内皮细胞 NOS 表达和 NOS 活性。Iveta Bernatova 等研究了幼龄 BHR 中是否存在氧化应激、一氧化氮缺乏和（或）内皮功能障碍，以及这些病理机制是否与血压升高的起始过程有因果关系。研究数据显示，在 BHR 中，氧化应激、一氧化氮缺乏和内皮功能障碍与血压升高没有因果关系，然而，慢性应激导致幼龄 BHR 血浆皮质酮持续增加，大脑和心脏一氧化氮产生减少，内皮功能延迟改变，这些变化共同加速了血压的升高。

三、诱导性临界性高血压大鼠模型

临界性高血压的形成除一定的遗传因素作用外，还受环境因素，如饮食不节、精神应激、药物等的影响。

（一）饮食诱导性临界性高血压大鼠模型

王云彩等采用 8% 高盐饲料喂养法制备临界性高血压模型，Dahl 盐敏感大鼠作为模型组，Dahl 盐抵抗大鼠作为对照组，所有大鼠用普通饲料适应性喂养 1 周后，给予 8% 氯化钠高盐饲料喂养 12 天，每日监测大鼠血压（智能无创血压计），饲养 12 天后血压达到（120～139）/（80～89）mmHg 范围时提示本实验造模成功，停止高盐饮食饲养，改普通饲料喂养，成功复制出正常高值血压盐敏感大鼠模型。

Mo-Lin Wang 等对 SD 大鼠分别给予 0.3% 氯化钠和 8% 氯化钠饮食诱导，高盐组在接受高盐饮食 2 个月后，血压较对照组显著升高，成功建立高血压前期大鼠模型。

郭晓庆等采用高脂 + 高盐方式制备临界性高血压痰湿壅盛证大鼠模型，4 周龄雄性 WKY 大鼠适应性饲养 1 周后，随机分成正常组和造模组，正常组给予维持饲料 + 生理盐水灌胃，造模组给予高脂饲料 + 8% 盐水灌胃，持续饲养 8 周后，根据体重、身长、肥胖率、Lee's 指数、血脂及血压判断模型是否成功，并遴选出符合临界性高血压痰湿壅盛证模型的大鼠。与正常组比较，模型组大鼠盐水灌胃干预后，次日便出现精神狂躁现象，给予高脂饲料 2 周后，出现毛色暗淡、懒动、纳呆、便溏、肛周不洁等情况。高脂 + 高盐干预后，与正常组比较，模型组大鼠体型显著增加，饮食量和体重指数均显著升高。根据肥胖率公式计算模型组肥胖率为 26.32%，与正常组比较肥胖率 > 20%，符合肥胖的判定标准。根据 Lee's 指数公式计算，模型组 Lee's 指数增加，说明大鼠造模效果较好。与正常组相比，模型组大鼠甘油三酯、总胆固醇、低密度脂蛋白胆固醇均显著升高，高密度脂蛋白胆固醇水平显著下降，说明模型已经形成。造模前正常组与模型组大鼠血压在 120/63 mmHg 左右，造模 8 周后，WKY 大鼠血压出现上升趋势，模型组大鼠血压在 138/88 mmHg 左右，与正常组相比具有显著性差异（$P < 0.01$），连续监测血压，血压保持稳定，成功构建了临界性高血压痰湿壅盛证大鼠模型。

（二）应激性临界性高血压大鼠模型

贾文睿以足底电击结合噪声刺激方法复制应激性临界性高血压大鼠模型。将 9 周龄雄性 Wistar 大鼠随机分成空白组与模型组。每天上午 8：00—10：00 和下午 2：00—4：00 将模型组大鼠放入迷宫刺激器的笼子中（22 cm×22 cm×26 cm）。笼子底部为铜栅，通以间断性交流电，给予大鼠足底电脉冲刺激，刺激所发出的电源强度主要以不对大鼠造成损伤，但会引起其强烈的反应为准。电压为 30 V，每次持续时间为 5 秒，每 2～25 秒随机发生 1 次（由计算机程序控制），电流的输出无规律可循，从而增强了应激强度，使之产生高度精神及情绪上的紧张。与此同时，由蜂鸣器发出噪声（80～100 db）。每天造模时间段内将空白组大鼠放置于相同的笼子中，没有足底电击和噪声刺激。造模共持续 11 天。在造模前 1 天及造模第 3、第 5、第 7、第 9、第 11 天上午开始应激刺激前进行血压测量。造模 11 天后模型大鼠收缩压明显升高至临界性高血压状态，与正常组大鼠相比具有极显著的差异（$P < 0.01$）；模型组大鼠出现易激惹、尖叫、尿黄、便干、毛发粗糙发黄、眼睛充血外凸等现象，符合临界性高血压的肝阳上亢证型表现；模型组大鼠的心肌组织病理学发生改变，出现心肌损伤现象，由此证明应激性临界性高血压大鼠模型造模成功。

（三）药物诱导性临界性高血压大鼠模型

贾蕾等采用纯化高脂饲料喂养及腹腔注射 7.625 mg/kg 的 Nω – 硝基 – L – 精氨酸的方式构建临界性高血压痰湿壅盛证大鼠模型。Wistar 大鼠适应 1 周后称重，随机分组，模型组开始高脂饲料过渡喂养，高脂饲料与普通饲料占比为 10%、30%、60%、100%，分别在第 1、第 3、第 5、第 7 天逐步递增，直至过渡到全部高脂饲料喂养，之后自由进食，不限制进食量。正常组大鼠普通饲料进食量与模型组大鼠高脂饲料进食量一致。每周称量大鼠体重，高脂饲料喂养 4 周后，统计体质量，剔除体重低于正常组大鼠体质量均值 10% 的肥胖抵抗大鼠。喂养 8 周后模型组大鼠腹腔注射 Nω － 硝基 － L － 精氨酸溶液（剂量 7.625 mg/kg），正常组大鼠腹腔注射等量的生理盐水，连续干预 3 周，每周 2 次。每周同一时间称量大鼠的体重，监测大鼠血压，每次连续测量 6 次，取平均值。通过观察各组大鼠一般情况（精神状态、皮毛、食欲、大小便等），测量大鼠体重和尾动脉血压，检测血清甘油三酯、总胆固醇、高密度脂蛋白胆固醇、低密度脂蛋白胆固醇、血糖、丙二醛、谷胱甘肽过氧化物酶含量，对模型进行评价。造模后，与正常组比较，模型组大鼠毛色较暗、懒动、纳呆、便溏、肛周不洁，体重增加明显，高脂喂养 4 周模型组动物体重显著增加（$P < 0.01$），继续高脂饲料喂养 8 周后模型组大鼠体重均大于正常组大鼠体重均值的 20%。Nω － 硝基 － L － 精氨酸干预后，模型组大鼠次日便出现狂躁现象，血压出现上升趋势，正常组大鼠血压在 135/70 mmHg 左右，干预 3 周后，模型组大鼠血压在 160/88 mmHg 左右，与正常组相比具有显著性差异（$P < 0.01$），之后再连续监测 7 周血压，血压保持稳定。造模后模型组甘油三酯、总胆固醇、低密度脂蛋白胆固醇、血糖、丙二醛均显著升高（$P < 0.05$，$P < 0.01$），谷胱甘肽过氧化物酶显著降低（$P < 0.01$），高密度脂蛋白胆固醇无显著变化。综上所述，采用纯化高脂饲料喂养及腹腔注射 Nω － 硝基 － L － 精氨酸的方式可以成功构建临界性高血压痰湿壅盛证大鼠模型，模型大鼠痰湿证候显著且血压可长期保持在临界性高血压阶段，高脂饲料配比清晰，成模率高，具有较高的一致性和稳定性。

2019 年美国心脏协会高血压动物模型科学声明的核心内容简介强调应关注高血压动物模型的实用性和有效性，评估高血压动物模型在转化医学研究中的实用性，包括表型特征、结构特征和预测价值。表型特征是指临界性高血压动物模型的主要诊断依据，即血压升高，其他表型包括发病年龄、病程、相关靶器官损伤、代谢异常、变异性和相关并发症等。结构特征是指模型可以准确再现人类临界性高血压的关键特征，如遗传和环境诱因或关键病理生理机制。尽管所有典型的临界性高血压动物模型都有血压升高，但各模型结构特征差异甚大，且具有固有的局限性。例如，人类和动物在影响血压因素方面存在明显差异，遗传、生理、解剖、行为、环境条件和诱发因素不同，动物模型血压研究的有效性或实用性还受到血压测量技术的影响，麻醉或其他原因的应激也不同，无法在 24 小时内准确评估血压及收缩期和舒张期血压波形等的关键特征。临界性高血压动物模型研究的主要目标是寻找改善、预防和治疗临界性高血压及其并发症的方法。因此，模型最重要的预测价值在于指导人类开发有价值的预防或治疗干预措施。模型应考虑的主要因素包括有效防治临界性高血压及其并发症的主要影响因素和需求是什么？为满足这些需求，特定的高血压动物研究有多大用处？

目前，临界性高血压动物模型的研究尚处于初始阶段，仍存在以下不足：①证候模型的建立是深化证候物质基础认识的重要思路与方法，然而临界性高血压证候模型的建立难度较大，使得研究不能深入开展；②按照传统的造模方式，造模时一定要让动物有清楚的病因、病位和病性来模仿，而临界性高血压未达到疾病的状态，给造模带来了很大困难；③缺乏特异性指标来衡量模型建立的成功性。如何从已有的高血压模型中寻找构建思路是值得思考的问题。相信随着临界性高血压及其相关研究的不断深入、技术水平的不断提高，会有更符合人类疾病特点的实验性临界性高血压动物模型制备方法的出现，为临界性高血压的进一步研究提供更加科学、可靠的基础。

（周思敏）

参考文献

［1］ 中华中医药学会．临界性高血压中医诊疗指南［M］.北京：中国标准出版
社，2022.

［2］ CHOBANIAN A V, BAKRIS G L, BLACK H R, et al. The Seventh Report of the Joint
National Committee on Prevention, Detection, Evaluation, and Treatment of High Blood
Pressure: the JNC 7 report［J］. The ournal of the merican edical ssociation, 2003, 289
（19）：2560 – 2572.

［3］ 曾春雨．高血压病学——从基础到临床、从指南到实践［M］.北京：科学出版
社，2019.

［4］ JULIUS S, NESBITT S D, EGAN B M, et al. Feasibility of treating prehypertension with
an angiotensin-receptor blocker［J］. The new england journal of medicine, 2006, 354
（16）：1685 – 1697.

［5］ 刘巍，熊兴江，王阶．高血压前期的中医认识及治疗［J］.中国中药杂志，2013，
38（14）：2416 – 2420.

［6］ 张硕，段锦龙，王擎擎，等．中医药对正常高值血压防治的研究进展［J］.中国医
药导报，2022，19（16）：42 – 45.

［7］ 陈涤平．中医治未病学概论［M］.第十一版．北京：中国中医药出版社，2021.

［8］ NCD Risk Factor Collaboration（NCD-RisC）. Worldwide trends in hypertension preva-
lence and progress in treatment and control from 1990 to 2019: a pooled analysis of 1201
population-representative studies with 104 million participants［J］. Lancet, 2021, 398
（10304）：957 – 980.

［9］ WANG J G, ZHANG W, LI Y, et al. Hypertension in China: epidemiology and treat-
ment initiatives［J］. Nature reviews cardiology, 2023, 20（8）：531 – 545.

［10］ 中国高血压防治指南修订委员会，高血压联盟（中国），中华医学会心血管疾病分
会，等．中国高血压防治指南（2018 年修订版）［J］.中国心血管杂志，2019，24
（1）：24 – 56.

［11］ 吴寿岭，邢爱君．中青年人群正常高值血压的管理［J］.中国医学前沿杂志（电子
版），2023，15（7）：32 – 35.

［12］ 李启艳．高血压前期与靶器官损害的流行病学研究［D］.大理：大理大学，2021.

[13] ONAT A, YAZICI M, CAN G, et al. Predictive value of prehypertension for metabolic syndrome, diabetes, and coronary heart disease among Turks [J]. American journal of hypertension, 2008, 21 (8): 890 – 895.

[14] 《中国心血管健康与疾病报告 2022》编写组. 《中国心血管健康与疾病报告 2022》要点解读 [J]. 中国心血管杂志, 2023, 28 (4): 297 – 312.

[15] 方业贤, 王家欣, 余林聪, 等. 高血压前期单中心流行病学调查和危险因素分析 [J]. 心脏杂志, 2023, 35 (2): 156 – 161.

[16] 史国娟, 康玉明, 杨志明. 高盐饮食所致高血压前期大鼠的中枢调控机制 [J]. 中西医结合心脑血管病杂志, 2016, 14 (8): 829 – 832.

[17] 冯长龙, 张永忠, 李秀兰, 等. 高血压前期流行病学研究进展 [J]. 白求恩医学杂志, 2018, 16 (4): 403 – 405.

[18] 中国高血压联盟《家庭血压监测指南》委员会. 2019 中国家庭血压监测指南 [J]. 中国循环杂志, 2019, 34 (7): 635 – 639.

[19] 国家心血管病中心. 中国心血管病报告 2018 [M]. 北京: 中国大百科全书出版社, 2019.

[20] 国家卫生计生委疾病预防控制局. 中国居民营养与慢性病状况报告 (2020) [M]. 北京: 人民卫生出版社, 2020.

[21] 中国营养学会. 中国居民膳食指南 (2022) [M]. 北京: 人民卫生出版社, 2022.

[22] UNGER T, BORGHI C, CHARCHAR F, et al. 2020 International Society of Hypertension global hypertension practice guidelines [J]. Hypertension, 2020, 75 (6): 1334 – 1357.

[23] AL-MAKKI A, DIPETTE D, WHELTON P K, et al. Hypertension pharmacological treatment in adults: a World Health Organization guideline executive summary [J]. Hypertension, 2022, 79 (1): 293 – 301.

[24] 陈晓凡, 黄少桐, 刘红宁. 高血压病的辨证施膳 [J]. 中华中医药杂志, 2015, 30 (12): 4426 – 4430.

[25] 王卓, 朱萍. 五音入五脏——中医五音疗法探析 [J]. 中医药文化, 2015, 10 (5): 57 – 61.

[26] 中华医学会妇产科学分会. 妊娠期高血压疾病诊治指南 [J]. 中华妇产科杂志, 2015, 50 (10): 721 – 728.

[27] 黄丽春. 耳穴治疗学 [M]. 北京: 科学技术文献出版社, 2017: 98.

[28] OBRYCKI L, FEBER J, DEREZINSKI T, et al. Hemodynamic patterns and target organ damage in adolescents with ambulatory prehypertension [J]. Hypertension, 2020, 75 (3): 826 – 834.

[29] 侯筱, 白震民, 刘静民. 国际视角下拔罐疗法的生理学机制及临床研究进展 [J].

针刺研究，2021，46（3）：254－258.

［30］ 吴显儒，吴海. 正常高值血压的靶器官损害及并发症［J］. 医学综述，2010，16
（10）：1538－1540.

［31］ GARCIA V，SESSA W C. Endothelial NOS：perspective and recent developments［J］.
British journal of pharmacology，2019，176（2）：189－196.

［32］ LV B，CHEN S，TANG C，et al. Hydrogen sulfide and vascular regulation—An update
［J］. Journal of advanced research，2020，27：85－97.

［33］ YANG Z，WANG Q，LIU Y，et al. Gut microbiota and hypertension：association，
mechanisms and treatment［J］. Clinical and experimental hypertension，2023，45（1）：
2195135.

［34］ 王洋，张丽丽，胡汉通，等. 电针对高血压前期大鼠血压及血管 RORγt、Foxp3 表
达的影响［J］. 中医药学报，2021，49（3）：39－44.

［35］ WANG M L，KANG Y M，LI X G，et al. Central blockade of NLRP3 reduces blood
pressure via regulating inflammation microenvironment and neurohormonal excitation in
salt-induced prehypertensive rats［J］. Journal of neuroinflammation，2018，15：95.

［36］ HWANG H J，KIM N，HERMAN A B，et al. Factors and pathways modulating endothe-
lial cell senescence in vascular aging［J］. International journal of molecular sciences，
2022，23（17）：10135.

［37］ 贾成林，陈瑜，张腾. 中医药对高血压前期干预效应及其作用机制研究进展［J］.
中医药信息，2013，30（3）：156－160.

［38］ BOJANA S，JELENA B，SOFIJA G，et al. Effects of salt and stress on blood pressure
parameters and antioxidant enzyme function in the heart and aorta of borderline hyperten-
sive rats.［J］. Experimental physiology，2023.

［39］ 贾文睿. 针刺对应激性高血压前期大鼠心脏基因表达谱的影响［D］. 北京：北京
中医药大学，2017.

［40］ 中国心胸血管麻醉学会精准医疗分会标准委员会. 常见大、小鼠实验性心血管病
模型专家共识［J］. 中国中西医结合杂志，2022，42（8）：922－932.